反面教師としてのDSM
―精神科臨床診断の方法をめぐって―

中安信夫

星 和 書 店

Seiwa Shoten Publishers

2-5 Kamitakaido 1-Chome
Suginamiku Tokyo 168-0074, Japan

DSM as a Negative Exemplum
— on Diagnostic Methods in Clinical Psychiatry —

by
Nobuo Nakayasu, M.D.

序

　DSM が自壊しつつある。DSM-Ⅲ（1980）、DSM-Ⅳ（1994）の作成に深く関与するとともに American Journal of Psychiatry 誌の編集主幹として DSM 以外のクライテリアを用いた研究論文を一切認めなかった Andreasen, N.C. が「DSM とアメリカにおける現象学の死」（2007）を書き、DSM-Ⅳ作成委員長であった Frances, A. が 2013 年に出版された DSM-5 に対して『〈正常〉を救え』（2013）を著して警告を与える始末である。

　1989 年に論文「DSM-Ⅲ（-R）『奇異な妄想 bizarre delusions』についての批判的検討—記述現象学とその妄想概念」を書いて以来、この四半世紀 DSM を批判し続けてきた筆者にはその自壊は当然のことと思われ、また'精神科臨床の危機'とも言える現状を乗り越えるための1つの方策として「DSM をぶっつぶすこと」をあげた身としては歓迎すべきことでもある。DSM 作成の中心人物の幾人かの中に入る先の両名が果敢にも DSM を批判するに至ったことは是とするが、しかしその内実は如何かと見てみるに、Andreasen が DSM によってもたらされた精神科臨床の衰退と精神医学研究の不毛を「創出者たちも予期しなかった悪しき顛末」と述べ、10 年前（1997）の自らの警告を引き合いに出して'トロイの都の滅亡を予言したのに誰も耳を貸さなかった'というカサンドラに自らを擬して嘆くさまを見ると、また Frances が DSM-5 への批判の矢をもっぱら「精神疾患」の拡大とそれによる〈正常〉の浸食に向け、DSM-5 作成者たちの狂奔ぶりに「地獄への道はよき意図と意図せざる悪しき結果で敷き詰められている」という諺を引用して警告を与えているのを知ると、前者には「マッチポンプ」*、後者には「目糞鼻屎を叱る」** という言葉を与えて面罵したくもなる。それというのも、DSM による今日の精神医学の混乱は決して「予期しなかった悪しき顛末」でもなければ「意図せざる悪しき結果」でもなく、筆者が 24 年も前の 1991 年、論文「DSM-Ⅲ-R に見る臨床的視点の欠落—精神医学における臨床診断のあり方に触れて」で述べておいたような、また本書で縷々述べるような、DSM における精神科診断のあり方の根本的欠陥からは十分に予測されていたことであって、精神科臨床を浅薄皮相なものに貶め、精神科医を「感じず、考えない人」に堕し、ひいては精神医学そのものに対する信頼性を失わしめたという前非に彼ら自身が気づくこと、いまだ少ないからである。

* match pump：「マッチで火をつけておきながら、それをポンプで消す」というように、自分でわざわざ問題を作り出しておきながら、素知らぬ顔で自分がそれを解決することで賞賛や利益を得るような、偽善的な自作自演を意味する和製英語

** もともとの諺は「目糞鼻屎を笑う」

　さて、一部の精神科医からは眉をひそめかねられない激しい言葉で始める本書は、長年に及

ぶ筆者の DSM 批判の総決算として記したものである。きっかけは昨 2014 年 10 月 18 日、松本市で行われた第 33 回信州精神神経学会で畏友天野直二信州大学教授の肝煎りで開かれた特別企画「精神医学の過去・現在・未来—わが歩みし 40 年を振り返りつつ—」という講演会であった。同時代を生きてきた筆者を含む 4 名がこのテーマの下で各々思うところを講演したが、本書はその折の筆者の講演録に時間の関係で話せなかった部分も追加して一書としてまとめたものである。

　先の共通テーマの下ならば何を話してもらっても構わないという天野先生の要請に応えるべく、筆者は 40 年近いわが精神科医人生を顧みてみたが、そこには「私の仕事」と言えるものが 3 つあった。その 1 はライフワークとも言える、臨床単位としての初期統合失調症論とそれと表裏の関係にある統合失調症の病態心理仮説としての状況意味失認‐内因反応論の提唱であり、その 2 は幼女連続誘拐殺害事件の犯人宮﨑勤の精神鑑定であり、そしてその 3 が DSM に対する一連の批判であった。DSM 批判、それは前 2 者のごとく精神医学に何か新しいことを付け加えようとする、いわばポジティブな仕事ではなく、わが国における精神科臨床を衰退、いや頽廃させかねない DSM の蔓延を食い止めようとしてやむなく行ってきた、いわばマイナスをゼロ点に戻すだけの仕事であったが、若い精神科医たちに直接会って訴えるにはこの仕事しかないと思って選択したものであった。

　なお、上記した講演においては「反面教師としての DSM」という主題のもと、副題は本書の「精神科臨床診断をめぐって」ではなく「精神科診断学をめぐっての私の戦い」としていた。ここに「戦い」という言葉を用いたのは、わが国における DSM の推進者や擁護者と筆者との間で行われた学会のディベートやシンポジウム、誌上討論、座談会などの場における議論はたんなる議論という以上に「論戦」であったからであり、また書き続けてきた DSM 批判論文は身近な人々には将来を危ぶまれ、身遠い人々からは変人扱いも受けるほどの、大勢に逆らっての「喧嘩腰の論述」であったからであるが、それは日々患者を診続けている臨床医としての矜持と義憤のなせるわざであった。

　2013 年、DSM-Ⅳ からは 19 年ぶりに、DSM-Ⅳ-TR からは 13 年ぶりに DSM が改訂され、DSM-5 が出版された。DSM-Ⅳ-TR までとは違って、最初に紹介したように当地アメリカでも賛否両論というよりも否の方が多く、またわが国でも否の意見が強いようであり、DSM-5 はこれまでのようには使用されることはなかろうと推測される。しかし、その「否」とて言うならば細部のことであって、大元の操作的診断という考え方自体が否定されているわけではない。DSM-5 は使用されないとしても、1980 年の DSM-Ⅲ の発刊からすでに 35 年が経ち、いまや精神科医の大半を占めるようになった、いわゆる DSM 世代の身に染み込み、染み付いた操作的診断という考え方自体は容易には抜け切らないであろうと思われるが、本書はその操作的診断という「似非精神科診断学」から DSM 世代を完全に脱却せしめることを企図して記すものである。本書自体も「戦い」であるゆえに、時には辟易されるほどの激しい言葉を使うこ

ともあろうが、そこはご容赦を願いたいと思う。

　なお、DSMを反面教師として筆者が学んだ精神科診断学の本来のあり方については本書の随所に示しておいたが、おおよそのところを記した『精神科臨床を始める人のために―精神科臨床診断の方法』（星和書店、2007）を併せお読みいただければ幸いである。

2015年1月

中安信夫

目　次

序　iii

1. はじめに：DSM 批判事始め　3

2. 総論批判：DSM は精神科医をして「感じず、考えない人」に堕さしめた！　9
　1）感じない　9
　　　　表出の無視　9
　2）考えない　43
　　　①症状学の欠如　43
　　　②択一式の診断方式　67
　　　③Comorbidity の採用　81
　　　④NOS の採用　101
　　　⑤成因論の排除　119

3. 各論批判：DSM 統合失調症は鵺のごとく、DSM 大うつ病性障害はごった煮のごとく、そして DSM 解離性障害は羊頭狗肉である！　147
　1）鵺のごとき統合失調症診断基準　147
　2）ごった煮のごとき大うつ病性障害診断基準　159
　3）羊頭狗肉としての解離性障害診断基準　179

4. おわりに：DSM は臨床診断基準にあらず　205

反面教師としての DSM
―精神科臨床診断の方法をめぐって―

発表目次

1. はじめに：DSM批判事始め

2. 総論批判：DSMは精神科医をして「感じず、考えない人」に堕さしめた！
   1）感じない
       表出の無視
   2）考えない
       ① 症状学の欠如
       ② 択一式の診断方式
       ③ Comorbidity の採用
       ④ NOSの採用
       ⑤ 成因論の排除

3. 各論批判：DSM統合失調症は鵺のごとく、DSM大うつ病性障害は
            ごった煮のごとく、そしてDSM解離性障害は羊頭狗肉である！
   1）鵺のごとき統合失調症診断基準
   2）ごった煮のごとき大うつ病性障害診断基準
   3）羊頭狗肉としての解離性障害診断基準

4. おわりに：DSMは臨床診断基準にあらず

スライド１

1
はじめに：DSM 批判事始め

　DSM（Diagnostic and Statistical Manual of Mental Disorders：精神疾患の診断・統計マニュアル〈アメリカ精神医学会：APA〉）に対する最初の批判論文を1989年に書いて以来、私はこの四半世紀、それが精神科臨床診断の方法として適切なものか否かという観点から批判し続けてまいりましたが、本日はその総決算を「反面教師としてのDSM ―精神科臨床診断の方法をめぐって―」と題してお話しいたします。なお、「反面教師」とは「見習ってはいけない」、「こういうことをしてはいけない」という意味であり、またここでいうDSMとは操作的診断基準が採用されたDSM-Ⅲ（1980）以降のものを指しております。

スライド1
　さて、本日の発表目次ですが、最初に本章である「1. はじめに：DSM批判事始め」で、私がこれまでに著したDSM批判9論文のうち、総論批判の第1論文と各論批判の第1論文の執筆経緯を簡略に紹介いたします。次は「2. 総論批判：DSMは精神科医をして『感じず、考えない人』に堕さしめた！」で、これを1）感じない（表出の無視）、2）考えない（① 症状学の欠如、② 択一式の診断方式、③ Comorbidityの採用、④ NOSの採用、⑤ 成因論の排除）の2つに分けてお話しします。その次は「3. 各論批判：DSM統合失調症は鵺のごとく、DSM大うつ病性障害はごった煮のごとく、そしてDSM解離性障害は羊頭狗肉である！」で、これを1）鵺のごとき統合失調症診断基準、2）ごった煮のごとき大うつ病性障害診断基準、3）羊頭狗肉としての解離性障害診断基準の3つに分けてお話しします。2の総論批判で用いる「感じない」とは「鈍」ということであり、「考えない」とは「愚」ということであって、要はDSMは精神科医を「愚鈍」にしたということですし、また3の各論批判で用いるキーワードは「鵺」、「ごった煮」、「羊頭狗肉」でして、汚い言葉を使うなあとお思いでしょうが、私の中ではこれらの言葉のすべてがDSM批判としてぴったりとくるのです。それは追々話していく中でわかっていただけることと思います。そして最後に「4. おわりに：DSMは臨床診断基準にあらず」で、数々の欠陥のいわば'種明かし'とでも言うべきDSMの作成過程を述べて、DSMが臨床診断基準ではないことを結論として与えようと思います。

DSM批判9論文と精神科診断学自説2著書9論文

年	DSM総論批判	DSM各論批判	精神科診断学自説
1980～1989 DSM-Ⅲ（1980） DSM-Ⅲ-R（1987）		・DSM-Ⅲ（-R）「奇異な妄想 bizarre delusions」についての批判的検討－記述現象学とその妄想概念（1989）	
1990～1999 DSM-Ⅳ（1994）	・DSM-Ⅲ-Rに見る臨床的視点の欠落－精神医学における臨床診断のあり方に触れて（1991）		・臨床診断基準に求められるもの－初期診断と疑診（1994） ・臨床診断の思想－操作的診断基準に求められるものは何か（1997） ・状態像診断（1998） ・精神科臨床診断の思想－臨床診断基準に求められるものは何か（1999）
2000～2009 DSM-Ⅳ-TR（2000）	・大うつ病性障害とComorbidity—批判的立場から（2006）	・うつ病の概念を考える：大うつ病（DSM-Ⅳ）概念の「罪」（2002） ・大うつ病性障害は内因性うつ病にあらず（2004） ・DSM統合失調症とは「鵺（ぬえ）のごとき存在」である－操作的診断と疾患概念の変化（2005） ・うつ病は増えてはいない－大うつ病性障害（DSM）とは成因を問わない抑うつ症状群である（2009）	・さまざまな臨床場面における診療・相談記録の書き方：初診時（2002） ・『座談 精神科臨床の考え方－危機を乗り越えるべく』（村上靖彦，永田俊彦，市橋秀夫氏との共著，2005） ・『精神科臨床を始める人のために－精神科臨床診断の方法』（2007） ・「内因性うつ病」について想い起こすこと（2009）
2010～ DSM-5（2013）	・精神科臨床診断の「方式」－択一式を続けるのか，それとも記述式に戻るのか（2010） ・DSMは精神科医をして「感じず，考えない人」に堕さしめた！（2012）		・うつ状態の類型診断（2012） ・「診立て」とは成因を考慮した病名の暫定的付与であり，それは終わりのない動的なプロセスである－山本周五郎著『赤ひげ診療譚』を取り上げて（2014） ・精神科初診において私が診断を保留する時（2014）

スライド2

スライド2

　このスライド2は私がこれまでに書きましたDSM批判9論文と精神科診断学自説2著書9論文の一覧表です。私は1975年の精神科入局ですが、DSM-Ⅲが出版されましたのが1980年ですから私が入局して5年後です。今考えてみてありがたかったと思えるのは、DSMなんかに毒されない本来の精神科診断学を精神科の入口のところで学んだことです。私の入局がもっと後で、DSM-Ⅲが出版された後だったらどうなっていただろうかと想像もしてみますが、今ほど舌鋒鋭くないかもしれませんが、やはりDSMなんかには絶対に染まらないだろうなと思います。それというのも、DSM診断に拠るかぎりでは、患者の病像がちょっとでも複雑なものになると、それは実地の臨床の具とはなりえないからです。

　この「1. はじめに」では、最初はDSM批判9論文を個々に解説しようかと思っていましたが、それらの論文の内容はいずれ、後の「2. 総論批判」と「3. 各論批判」で述べますので、それは取りやめにして、総論批判の第1論文と各論批判の第1論文の、それも内容ではなく、それらを書くに至った経緯だけを簡略に述べておきます。なぜ、その経緯を述べておくかと言いますと、そこに私が後々批判論文を書き続け、今またその総決算を記そうとしている動因とでも言うべき、臨床医としての憤りが集約的に現れているからです。

　一番最初に書きましたのは、各論批判の第1論文である「DSM-Ⅲ(-R)『奇異な妄想 bizarre delusions』についての批判的検討—記述現象学とその妄想概念」(1989)です。この論文を書いた経緯ですが、DSM-Ⅲが出て、最初に私が不可解に思いましたのは精神分裂性障害（当時）の診断基準に挙げられている「奇異な妄想」という用語でした。この用語はそれまでのわが国の精神医学の教科書にはありませんでしたし、わが国が参考にしてきたドイツやフランスなどの精神医学にも見られない初見の用語であり、しかもその例として挙げられている内容を見てみるに、それは自我意識の異常、いわゆる自我障害だったからです。「奇異な」という形容句がついているものの、何ゆえに旧来自我障害と理解されてきた体験を思考内容の障害とされてきた妄想に含ませるのか、それこそ奇異だという印象を受けました。ですが当初は、DSM-Ⅲによってそれまで精神分析一辺倒であったアメリカ精神医学が力動から記述に回帰したといっても、回帰の立脚点である記述現象学の理解の程度がこの一事でもって'御里が知れた'ようなもので、参考するに値しないと高をくくっておりました。しかし、その当時ありましたわが国の精神科国際診断基準研究会が1985年に発表しました「いわゆる内因性精神病の分類と診断基準試案」にこの「奇異な妄想」という用語がそっくりそのまま取り込まれているのを知って、私のDSMに対する静観は一気にわが国の精神医学界の指導者層に対する憤りへと変わりました。私は当時精神病理学に参入しようかと考え始めておりましたが、この思いは精神病理学の大家にも向けられ、症状用語という点では専門家である精神病理学者がなぜこうした基本的誤りを指摘してくれないのかという憤りともなり、失望ともなりました（後年、私と同じ、こうした思いが「臨床精神医学」誌のある編集子によって「精神医学の某後進国から発した精神病理学なき精神障害分類が世界を席巻していったのと時を同じくして、日本の精神病理学『業界』

年	DSM 総論批判	DSM 各論批判	精神科診断学自説
1980〜1989 DSM-Ⅲ（1980） DSM-Ⅲ-R（1987）		・DSM-Ⅲ（-R）「奇異な妄想 bizarre delusions」についての批判的検討－記述現象学とその妄想概念（1989）	
1990〜1999 DSM-Ⅳ（1994）	・DSM-Ⅲ-R に見る臨床的視点の欠落－精神医学における臨床診断のあり方に触れて（1991）		・臨床診断基準に求められるもの－初期診断と疑診（1994） ・臨床診断の思想－操作的診断基準に求められるものは何か（1997） ・状態像診断（1998） ・精神科臨床診断の思想－臨床診断基準に求められるものは何か（1999）
2000〜2009 DSM-Ⅳ-TR（2000）	・大うつ病性障害と Comorbidity—批判的立場から（2006）	・うつ病の概念を考える：大うつ病（DSM-Ⅳ）概念の「罪」（2002） ・大うつ病性障害は内因性うつ病にあらず（2004） ・DSM 統合失調症とは「鵺（ぬえ）のごとき存在」である－操作的診断と疾患概念の変化（2005） ・うつ病は増えてはいない－大うつ病性障害（DSM）とは成因を問わない抑うつ症状群である（2009）	・さまざまな臨床場面における診療・相談記録の書き方：初診時（2002） ・『座談 精神科臨床の考え方－危機を乗り越えるべく』（村上靖彦，永田俊彦，市橋秀夫氏との共著，2005） ・『精神科臨床を始める人のために－精神科臨床診断の方法』（2007） ・「内因性うつ病」について想い起こすこと（2009）
2010〜 DSM-5（2013）	・精神科臨床診断の「方式」一択一式を続けるのか，それとも記述式に戻るのか（2010） ・DSM は精神科医をして「感じず、考えない人」に堕さしめた！（2012）		・うつ状態の類型診断（2012） ・「診立て」とは成因を考慮した病名の暫定的付与であり，それは終わりのない動的なプロセスである－山本周五郎著『赤ひげ診療譚』を取り上げて（2014） ・精神科初診において私が診断を保留する時（2014）

スライド 2

は、高踏的でオシャレな言説をペダンチックに弄んでいるうちに精神科医たちから見放されていった、とある人が語っている」と皮肉られることになりました：臨床精神医学 39:1078,2010)。そうこうしているうちに、当時東京医科歯科大学におられました小見山実先生がこの「奇異な妄想」に疑念を呈されたことがありまして（小見山実：精神分裂病の診断基準.『現代精神医学大系 年刊版 '88 − B』、p.75-92、中山書店、1988)、やっぱり同じ思いの方もおられるのだなと思って本格的に書こうとしたんです。で、書きましたのがこの各論批判の第1論文です。

　次いで総論批判の第1論文である「DSM-Ⅲ-R に見る臨床的視点の欠落―精神医学における臨床診断のあり方に触れて」(1991) の執筆経緯をお話しします。この論文が掲載されましたのは、後に私も編集委員を務めました「精神科治療学」誌の特集「操作的診断基準と臨床―その限界と効用」(第6巻第5号：1991) で、この特集を編まれたのは名古屋大学の村上靖彦先生ですが、DSM の肯定派として当時国立精神・神経センター精神保健研究所でわが国における精神科診断学研究を主導しておられました北村俊則先生を、批判派として先に紹介しました「奇異な妄想」を批判していました私を指名されて、当初は両論並列という形で掲載しようということだったようです。ところが北村先生が「まずは中安先生に書いてもらってください。その上で中安先生の誤解を私が解いてあげましょう」と言われたようなんです。今ふうの言葉で言いますと'上から目線'でして、これに私はカチンときたんです。それで「わかりました。そのかわり、北村先生が書かれたことに対して私にも反論を書かせてください」と反批判の頁を確保してもらって、いわば誌上討論という形で書いたものです。

　余談ですが、私は小さい頃はよく殴り合いの喧嘩をしたものです。喧嘩は決して嫌いじゃないんです。売られた喧嘩はいつでも買うと言っていますけれど、親しくしている若い人たちからは「先生の方こそ喧嘩を売ってるんじゃないですか」とからかわれます。「いや、世間が喧嘩を売ってくるんで、俺はそれに応えているだけだ」とうそぶいておりますが。

　この時も北村先生は私に喧嘩を売ったおつもりではないんでしょうが、私の方は売られた気がして、殴られたら殴り返すで反批判を書いたのです（中安信夫：拙論に対する北村俊則氏の反論を読んで. 精神科治療学 6:533-535,1991)。以後も世間（DSM の推進・擁護派）の論文や発言に対して「カチン」がずっと続いておりまして、それでその都度、批判論文を書いてきたという訳です。

　以上、DSM 批判の初期の2論文の執筆経緯を述べましたが、私の憤りは DSM そのものに対してというよりも（それは所詮、精神病理学あるいは広く臨床精神医学の後進国である他国アメリカのことです)、ドイツ、フランスに学んで100年も経つわが国の精神医学界が精神科診断学史上これほどの粗悪品もなかろうと思える DSM をこれといった議論もなく安易に受け入れていることに対するものでして、これを批判せずしては精神科臨床医としての矜持が廃るとの思いからでした。いかに粗悪品か、それを以下に述べていきたいと思います。

精神医学における2段階の診断過程

第1段階：状態像診断

状態像診断に加え、以下のことを考慮して疾患診断に至る。

発病の仕方（急性、亜急性、潜勢性）、その後の経過（漸次もしくは急速進行性、発作性、挿間性、相性、周期性など）、遺伝負因、病前性格、知的能力、生活史、適応状況、家族内力動、アルコール・薬物歴、既往・合併症、身体的理学所見、神経学的所見、心理テスト、一般生化学的検査、脳生理学的検査（EEG、SPECT、PET）、脳形態学的検査（CT、MRI）など

第2段階：疾患診断

スライド3

2
総論批判：DSMは精神科医をして「感じず、考えない人」に堕さしめた！

　DSM総論批判に入りますが、1）の「感じない」は表出の無視ということですし、2）の「考えない」は①症状学の欠如、②択一式の診断方式、③Comorbidityの採用、④NOSの採用、⑤成因論の排除を指しています。

1）感じない

表出の無視

スライド3
　まずは「感じない」、すなわち表出の無視に関してですが、前提として旧来の、というのも癪で正しくは「本来の」ですが、精神科臨床における診断のあり方をお話ししておきます。最初にお示ししますのは診断の流れですが、それを図示したものがスライド3「精神医学における2段階の診断過程」です。これはわかっている人には当たり前のことなんですけれども、第1段階が状態像診断であって、具体的には患者がいま示している状態像を幻覚妄想状態とかうつ状態とかと診断することです。この状態像とは時間軸でいうと横断面です。そして、その後において、枠で囲みました種々のこと、具体的には発病の仕方（急性、亜急性、潜勢性）、その後の経過（漸次もしくは急速進行性、発作性、挿間性、相性、周期性など）、ここまでは時間軸でいうと縦断面ですが、その他に遺伝負因、病前性格、知的能力、生活史、適応状況、家族内力動、アルコール・薬物歴、既往・合併症、身体的理学所見、神経学的所見、心理テスト、一般生化学的検査、脳生理学的検査（EEG、SPECT、PET）、脳形態学的検査（CT、MRI）などを考慮して、第2段階である疾患診断、これは患者が罹患している疾患が統合失調症とか抑うつ神経症とかと同定することですが、そこへと至ります。

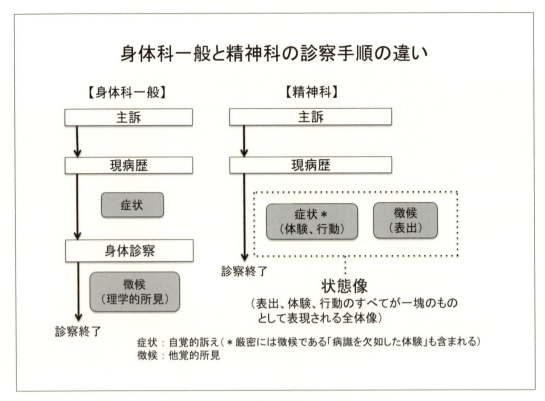

スライド4

スライド4

それでは、何ゆえに状態像診断が診断の第1段階に置かれているのか？　これについては2つの理由を指摘したいと思います。スライド4は私が長年にわたった東大精神科での学生実習で、学生に身体科一般と精神科の診察手順の違いを教えた時に用いていたものです。

身体科一般では、主訴に始まって次いで現病歴を聴くことになりますが、現病歴というのはあくまでも患者から話を聴いているわけですから、ここで得られたものは自覚的訴えである症状であると。そして次の段階で、得られた症状に従って鑑別診断を考えつつ身体的な診察をして、そこで得られたものが、これを身体科一般では理学的所見と呼んでいますが、他覚的所見である徴候であると。つまり、症状と徴候を得ていく時間的順序ないし並びは直列的であると。

ところが、精神科においては身体科一般と同様に主訴を尋ね、次いで現病歴を取って体験ないし行動に表れた症状（厳密に言えば、病識を欠如した体験、例えば真正幻覚や妄想は自覚的訴えとはならず、また「まほろしの知覚」、「迷妄の想念」というふうに医師の判断が入っている以上、徴候とみなされるものです。これをスライド4では＊を付加して示しておきます）を得ますが、しかしこれでもう診察は終了してしまいますよと。頭に聴診器を当てても何もわかるわけじゃありませんから、これで診察は終わりだと。じゃあ、精神科は症状だけで診断を下しているのかというと、そうじゃない。併せて徴候を、精神科独特の徴候をとっているんですよと。そして、その精神科独特の徴候というのが表出 Ausdruck だと。現病歴を取る、すなわち自覚的訴えである症状を聴きながら、同時に表出という他覚的所見である徴候を観察していて、症状と徴候とを同時的、並列的に得ているのだと。そしてこのように同時的、並列的に臨床情報を取っていかなければならないところが臨床医学における精神科診察の特殊性であって、慣れるまでは困難に感じるかもしれませんね。ただこれは殊更に特殊なことではなく、我々が日常生活の中で、例えば友人の悩み事の相談に乗っている時には、皆さん自覚はしていないでしょうが、例えば「この話題に話しが及んだ時に、彼は辛そうに顔を歪め、目に涙を浮かべた」というように、自然にこのことをやっているのですよと言います。そして、この症状と徴候を合わせたものが状態像 Zustandsbild で、堅苦しく言うならば、それは「表出、体験、行動のすべてが一塊のものとして表現される全体像」と定義されるものなのですと。

身体科一般と精神科の診察手順の違いを学生に教える際の説明が長くなりましたが、それでは本題に戻って、何ゆえに状態像診断が診断の第1段階に置かれているのか？　の第1の理由ですが、それは我々が患者に出会った時に、真っ先に、かつ直接的に見えてくるものは個々の症状ではなく、もちろん個々の疾患でもなく、あくまで症状と徴候が合わさった状態像であるからです。当たり前のことですが、だからこそ状態像診断が第1段階に置かれているのです。

表出 Ausdruckとは？

　礼容、身だしなみ、服装、姿態とその変化、表情とその変化、声の大きさ・質と緩急・抑揚の有無、会話は自発的か（制止に応じるか否か）、それとも質問に答える形か（応答はすぐに戻ってくるか・それとも答え始めるまでに時間がかかるか、質問は正しく理解されているか）、まとまりがあるか否か（脇道にそれるか、断片的か）、話し出した後は連続的か・それとも断続的か・語尾が曖昧になるか、など。

例１）24歳、女性、家事手伝い
　母と2人で待合室で待っている際にも、いくぶん当惑したような笑いを浮かべている。じっと座っていず、あちこちへと動く（看護師の観察）。母と2人して入室する。面接中、終始ニヤニヤとまではいかないが、当惑がなかば入ったような笑みを浮かべている。また唾を吸い込んだり（「そうしないと唾が口角から漏れる」と言う）、あるいはまた顔面の筋肉がひきつったりする。正対して座る。身だしなみは整っているが、化粧はしていないか。礼容は保たれている。質問の理解は時に悪く、関係ないことを答えることがある。応答は即座であるが、少なくとも症状に関してはまとまりに欠けるところがあり、体験を言葉に直すのが困難なよう。声量は中、緩急抑揚はある。

例２）40歳、女性、家婦
　夫、実母とともに来院。待合室で待っている間にも大きな声（笑い声、泣き声、時に怒った声）をあげている。早々に診察室に誘導する。診察室の中では突っ立っており、夫が手をつかんで逃げ出さないようにしている。座るよう指示するとベッドに腰掛ける。当方の挨拶には少し応じる。一応の身なりはしているが、髪は乱れている。眼はいくぶん充血し、赤ら顔でうっすらと発汗している。手を触るといくぶん熱い。質問に対しては一応答えようとするが、すぐに話題が逸れ、また夫の方を向いて何か喋り始める。同じことを繰り返して話すこともあり。夫が病状、経過を説明している間も、大きな声で笑ったり、夫の言うことに口を出す。一度のみ「もう、いいの」と言って、当方を足蹴にする。全般的には児戯的爽快か？

スライド５

スライド5

　それでは、状態像の一半を構成する表出とはどういうものか。スライド5に私なりにまとめた定義と自験例での具体的記載をお示しします。

　まずは定義ですが、それは「礼容、身だしなみ、服装、姿態とその変化、表情とその変化、声の大きさ・質と緩急・抑揚の有無、会話は自発的か（制止に応じるか否か）、それとも質問に答える形か（応答はすぐに戻ってくるか・それとも答え始めるまでに時間がかかるか、質問は正しく理解されているか）、まとまりがあるか否か（脇道にそれるか、断片的か）、話し出した後は連続的か・それとも断続的か・語尾が曖昧になるか、など」とまとめられます。

　次いで自験例の具体的記載を2例あげますが、例1は24歳、家事手伝いの女性で、体感異常を主訴として来院し、内因性若年−無力性不全症候群を前景とした初期統合失調症と診断した症例です。初診時の表出を示します。「母と2人で待合室で待っている際にも、いくぶん当惑したような笑いを浮かべている。じっと座っていず、あちこちへと動く（看護師の観察）。母と2人して入室する。面接中、終始ニヤニヤとまではいかないが、当惑がなかば入ったような笑みを浮かべている。また唾を吸い込んだり（「そうしないと唾が口角から漏れる」と言う）、あるいはまた顔面の筋肉がひきつったりする。正対して座る。身だしなみは整っているが、化粧はしていないか。礼容は保たれている。質問の理解は時に悪く、関係ないことを答えることがある。応答は即座であるが、少なくとも症状に関してはまとまりに欠けるところがあり、体験を言葉に直すのが困難なよう。声量は中、緩急抑揚はある」。

　この症例では看護師が観察した待合室の様子を記しましたが、私は初診患者を診察室に呼び込むにあたっては原則として自分が待合室まで出かけていって、声をかけるようにしておりますし、その際の表出も大事にしています。それというのも、待合室での表出と医師と相対した診察室での表出が大きく異なることがあるからで、この症例ではありませんが、例えば待合室では肩を落とし、上半身を前方に屈めて、眉間に皺を寄せ、いかにも憔悴した様子であったものの、いざ診察室へ入ってくると背筋を伸ばし、いくぶんかの笑顔を浮かべながら応対するような患者もいるからで、この場合には待合室での表出の方が患者の精神内界をより強く映し出しているように思えますが、それだけではなく、場面に応じて表出が異なる、ないし変えうるということも重要な所見と考えられます。

　次いで例2は40歳、家婦の女性で、脳炎の疑いと診断した症例です。この例は家族で伊豆に旅行していて、その途中でおかしくなってきたというので、夫が救急で受診を求めてきた患者です。初診時の表出を示します。「夫、実母とともに来院。待合室で待っている間にも大きな声（笑い声、泣き声、時に怒った声）をあげている。早々に診察室に誘導する。診察室の中では突っ立っており、夫が手をつかんで逃げ出さないようにしている。座るよう指示するとベッドに腰掛ける。当方の挨拶には少し応じる。一応の身なりはしているが、髪は乱れている。眼はいくぶん充血し、赤ら顔でうっすらと発汗している。手を触るといくぶん熱い。質問に対しては一応答えようとするが、すぐに話題が逸れ、また夫の方を向いて何か喋り始める。

表出 Ausdruck とは？

　礼容、身だしなみ、服装、姿態とその変化、表情とその変化、声の大きさ・質と緩急・抑揚の有無、会話は自発的か（制止に応じるか否か）、それとも質問に答える形か（応答はすぐに戻ってくるか・それとも答え始めるまでに時間がかかるか、質問は正しく理解されているか）、まとまりがあるか否か（脇道にそれるか、断片的か）、話し出した後は連続的か・それとも断続的か・語尾が曖昧になるか、など。

例1) 24歳、女性、家事手伝い
　母と2人で待合室で待っている際にも、いくぶん当惑したような笑いを浮かべている。じっと座っていず、あちこちへと動く（看護師の観察）。母と2人して入室する。面接中、終始ニヤニヤとまではいかないが、当惑がなかば入ったような笑みを浮かべている。また唾を吸い込んだり（「そうしないと唾が口角から漏れる」と言う）、あるいはまた顔面の筋肉がひきつったりする。正対して座る。身だしなみは整っているが、化粧はしていないか。礼容は保たれている。質問の理解は時に悪く、関係ないことを答えることがある。応答は即座であるが、少なくとも症状に関してはまとまりに欠けるところがあり、体験を言葉に直すのが困難なよう。声量は中、緩急抑揚はある。

例2) 40歳、女性、家婦
　夫、実母とともに来院。待合室で待っている間にも大きな声（笑い声、泣き声、時に怒った声）をあげている。早々に診察室に誘導する。診察室の中では突っ立っており、夫が手をつかんで逃げ出さないようにしている。座るよう指示するとベッドに腰掛ける。当方の挨拶には少し応じる。一応の身なりはしているが、髪は乱れている。眼はいくぶん充血し、赤ら顔でうっすらと発汗している。手を触るといくぶん熱い。質問に対しては一応答えようとするが、すぐに話題が逸れ、また夫の方を向いて何か喋り始める。同じことを繰り返して話すこともあり。夫が病状、経過を説明している間も、大きな声で笑ったり、夫の言うことに口を出す。一度のみ「もう、いいの」と言って、当方を足蹴にする。全般的には児戯的爽快か？

スライド5

同じことを繰り返して話すこともあり。夫が病状、経過を説明している間も、大きな声で笑ったり、夫の言うことに口を出す。一度のみ『もう、いいの』と言って、当方を足蹴にする。全般的には児戯的爽快か？」。

この例は緊急入院の適応と判断され、外来での診察時間はわずか10分程度に留めましたが、表出の記載として記しておくべきことが比較的多かった例です。

以上、自験例の表出記載を2例示しましたが、表出の観察はこれぐらいは見て記さなければいけないんだという話です。

状態像と疾患との対応の模式図

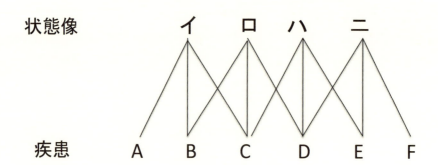

　状態像と疾患との関連は、イという状態像を示すのは疾患A、B、Cのみであり、ニという状態像を示すのは疾患D、E、Fのみであるというように限定的である。ゆえに、疾患診断に到達するにはまずは状態像を特定することが最短・適切な方法となる。逆に状態像診断を誤ると、例えばイをニと誤診すると疾患診断は遠く逸れてしまうことになる。

スライド6

スライド6

　次に、何ゆえに状態像診断が診断の第1段階に置かれているのか？の第2の理由ですが、それには状態像と疾患との間には一定の対応関係があるということが関係しています。スライド6に状態像と疾患との対応の模式図を示しましたが、例えばイ、ロ、ハ、ニという状態像があって、A、B、C、D、E、Fという疾患があるとしますと、イという状態像を示すのは疾患A、B、Cのみであり、ニという状態像を示すのは疾患D、E、Fのみであるというように状態像から想定される疾患は限定的なのです。例えば、イが幻覚妄想状態ならばA、B、Cは統合失調症とか、その他幻覚や妄想を呈する疾患が鑑別診断にあがってきて、Fを強迫性障害とすると決して強迫性障害は鑑別診断の対象とはならないのです。強迫性障害の可能性を考える必要はないんです。ですから、疾患診断に到達するにはまずは状態像を特定することが最短で適切な方法となりますが、このことが状態像診断が診断の第1段階に置かれている第2の理由です。

　いま述べましたことを逆に考えますと、状態像診断を誤ってしまうと、例えばイをニと誤診すると疾患診断はD、E、Fのいずれかとなって遠く逸れてしまい、とんでもない誤診になるわけです。現在の薬物療法はいまだ対症療法にすぎませんから、状態像診断は正しく、疾患診断はAのところをCと誤診する、これを小誤診としますが、その程度ならば薬物の選択はそう大きくは外れませんが、状態像診断を間違えると、疾患診断が例えばAという疾患を薬物療法の適応症の異なるFという疾患へと誤診する、これが大誤診ですが、そうなりますと結果的に誤治療へとつがってくるのです。

　私は長い間大学病院におりまして多くの研修医を指導してきましたが、研修医が行う最大のミスは、患者の表出は'見えても見えず'、体験は'聞いても聞こえず'で、徴候と症状を把握できないことに起因する、例えば状態像イを状態像ニとするような状態像の誤診でして、それが疾患診断の大誤診へとつながることでした。

精神医学と神経学における診断手法の共通点と相違点

　状態像は全体像であるがゆえにその診断はパターン認知によるが、表出の観察はパターン認知の一半を占めるものである。

		精神医学		神経学
第1段階		状態像		病巣部位
診断手法		精神症状		神経症状
	表出		体験・行動	
	観察		即応的質問 （精神医学的面接）	系統的検査 （神経学的検査）
		パターン認知 ↓		ロジック判断 ↓
第2段階		疾患診断		疾患診断

スライド7

スライド7

　これまでの話の流れからは、このスライド7「精神医学と神経学における診断手法の共通点と相違点」は屋上屋を重ねることになるかもしれませんが、いま一度精神医学における診断手法を際立たせるために、それを神経学の診断手法と対比してみました。精神医学も神経学もともに2段階の診断過程を経ること、そして第2段階が疾患診断であることは共通していますが、第1段階が異なります。まずは精神医学の方から話を進めますが、精神医学においては第1段階の診断は状態像を同定することです。そして状態像を同定する診断手法ですが、体験・行動症状については即応的質問から成る精神医学的面接（研究目的の診察はいざしらず、日常臨床においては構造化面接が行い得ないことは一度でも患者を診察したことのある人には火を見るよりも明らかなことで、精神医学の面接は患者とのやり取りの中で臨機応変的、即応的に行われなければならないのです）で把握し、それをパターン認知（ただし、これは全体を個々の要素へと分解し、それらを個々に解析しつつ改めて全体へと統合して得られる、解析と統合に基づくパターン認知です）によって認識することになります。次に神経学ですが、神経学においては第1段階の診断は病巣部位を特定することです。そして病巣部位を特定する診断手法に関しては、もちろんありふれた疾患の場合には一々病巣部位を考えることはいたしませんが、種々の症状が混在していて診断が困難な症例に出くわしますと、系統的な神経学的検査によっていわゆる神経学的所見という徴候をとり、それらを神経解剖学の知識に基づくロジック判断によって理解するのです。ここに精神医学と神経学の診断手法を対比しますと、状態像―病巣部位、即応的質問―系統的検査、パターン認知―ロジック判断というように対極的でして、我々は精神医学と神経学とを同じく脳神経系の疾患を扱っている隣接領域と考えがちですが、しかし診断手法にかぎってみるならば、その間の距離はきわめて遠いのです。

　さて、これからが本節でもっとも述べたいところですが、それは精神医学における状態像診断はパターン認知によると述べました先の解説ではわざと抜かしていたことです。それはスライド7で網掛けした表出の観察でして、それを欠けばそもそもパターン認知は不可能なのです。というのは、表出はそれ自体が状態像を構成する一半であると同時に、表出という地を背景にして初めて体験・行動症状という図は評価しうるからです。この後者のことが学生にもわかるようにと考えて、私が学生実習時に話していましたのは、「『死にたい』と言ってきた患者が、その当の『死にたい』という発言をしている時に椅子の背もたれに身をあずけ、左右の上肢を頭の後ろで組み手にし、下肢は膝のところで組んで片足はぶらぶらと揺らし、にやついた表情をしているのならば、君たちはその『死にたい』という発言を希死念慮という症状と取りますか？」という質問でした。これは現実にはあり得ない極端な例ですが（ごく稀には、実際に希死念慮がありながらそういう態度を取ってしまう衒奇性 Manieriertheit やひねくれ Verschrobenheit もありましょうが）、現実に即した例をあげますならば、体験・行動症状として幻覚や妄想が聴取され得たとしても、それは即、幻覚妄想状態（これは意識清明であることが前提の状態像名です）であると看做すことは出来ず、表出面において当惑がないまぜになったようなぼんやりとした

精神医学と神経学における診断手法の共通点と相違点

　状態像は全体像であるがゆえにその診断はパターン認知によるが、表出の観察はパターン認知の一半を占めるものである。

		精神医学	神経学
第1段階		状態像	病巣部位
診断手法		精神症状	神経症状
	表出	体験・行動	
	観察	即応的質問 （精神医学的面接）	系統的検査 （神経学的検査）
		パターン認知 ↓	ロジック判断 ↓
第2段階		疾患診断	疾患診断

スライド7

表情、たびたびの言い間違いや同じ発言の繰り返し、話題が転導しやすく、結局何を言いたいのかわからないような、全体的にまとまりのない話しぶりなどが観察されますならば、ごく軽微なものとしても意識障害を疑わねばならず、そうなると幻覚や妄想はあるにはあるとしてもさほど重きを置くものではなく、もちろん状態像として幻覚妄想状態と看做すわけにはいかなくなって、例えば軽微な意識障害の下で錯乱と困惑を示すアメンチア Amentia（通常、アメンチア状態とは言いませんが、これは状態像名です）ではないかと疑っていかなければならなくなるのです。このように、精神医学における状態像診断にあたっては表出という精神医学的徴候の観察は決して欠いてはならないものなのです。

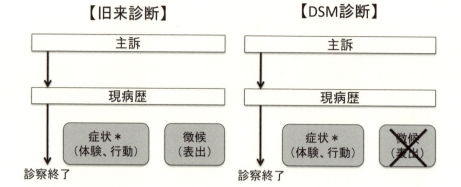

スライド8

スライド8

　さて、ここまで精神科における2段階の診断過程とそのうちの第1段階の状態像診断を説明し、なかんずく状態像の一半を構成する表出の観察の重要性を述べてきましたが、これまでの議論を踏まえていよいよDSMにおける表出の無視という本節の主題に入ります。

　スライド8「旧来診断とDSM診断の相違」をご覧ください。左側に旧来診断の診察手順を、右側にDSM診断の診察手順を図示しておりますが、一目瞭然、見ての通りで、旧来診断においては決して欠かしてはならない表出すなわち精神医学的徴候の所見がDSM診断ではないのです。何ゆえにそうなっているのか。それはそもそもDSMの診断基準には表出の所見が欠けているからですが（後でお示ししますが、例えばうつ病〈DSM-5〉/大うつ病性障害の診断基準の項目1「その人自身の言葉（例：悲しみ、空虚感、または絶望を感じる）か、他者の観察（例：涙を流しているように見える）によって示される、ほとんど1日中、ほとんど毎日の抑うつ気分」の中に「他者の観察」という文言があり、ほんの、それこそほんのわずかですが表出を述べている箇所がありますが、それとてもあくまでも「他者の」であって、「治療者の」ではありませんので、診断手順における表出の観察ではありません）、表出を観察しない、ですから診断の第1段階である状態像診断は行われないままに、自覚的訴えである症状のみに基づく疾患診断が1段階的に行われることになるのです。

　はたして、これで精神科診断と言えるのでしょうか。一般の社会生活においても、我々は初対面の人に出会った時に「この人はどんな人なのだろうか？」と、まずはその人の表出を、例えばどんな服装をしているか、どんな表情をしているか、どんな喋り方をするかとかを一々意識もせずにただ一瞥するだけで、その人の人となりの見当をつけます。一般の人を評価する際にも表出を見ているのに、患者の病的な精神内界を取り扱う精神科で何ゆえに表出を見ないのでしょうか。私には不可思議としか思えませんが、表出を無視しているその一点だけでもDSMは精神科診断とは言えないと思います（表出を見ないのはそもそも表出なるものがわからないからではないのか、表出なるものがわからないのはDSM作成者たちがアスペルガー症候群だからではなかろうかと、冗談でなく思ってしまいます。それと言うのも、そう考えないかぎり精神科診断において表出を無視するということが私には理解できないからです。これには症状すなわち言語的に表現された訴えを字義通りに理解し、それらのみをマニュアル的に処理するという診断手法にも窺えます）。

DSMにおける表出の欠如は何ゆえか？

　表出の評価は個々の治療者によって異なる、すなわち評価者間一致度（信頼性）が低いと判断されたためと考えられるが、それへの対処は表出の評価を一致させるべく専門家 professionals としての教育を施すべきであって、それを削除することは真反対の対処である。
　それというのも、表出すなわち他覚的所見を欠如すれば臨床診断は症状すなわち自覚的訴えのみに基づいて行われることになるが、自覚的訴えとは主観であって客観性を欠いたものであるからである。DSMは信頼性という「客観性」を求めて、逆に真の客観性を失い、精神医学を科学の名に値しないものに堕したのである。

スライド 9

スライド9

　前のスライド8の説明の最後に、DSM が表出を欠いているのは DSM 作成者がアスペルガー症候群だからではなかろうかと揶揄いたしましたが、いま少し真面目に考えてみて、その結論をスライド9「DSM における表出の欠如は何ゆえか？」に示しました。読み上げますが、「表出の評価は個々の治療者によって異なる、すなわち評価者間一致度（信頼性）が低いと判断されたためと考えられるが、それへの対処は表出の評価を一致させるべく専門家 professionals としての教育を施すべきであって、それを削除することは真反対の対処である。それというのも、表出すなわち他覚的所見を欠如すれば臨床診断は症状すなわち自覚的訴えのみに基づいて行われることになるが、自覚的訴えとは主観であって客観性を欠いたものであるからである。DSM は信頼性という『客観性』を求めて、逆に真の客観性を失い、精神医学を科学の名に値しないものに堕したのである」。

　DSM が妥当性 validity（その診断基準が当該の疾患を正確に表現しえているか）よりも信頼性 reliability（その診断基準に拠るならば評価者が異なっても同一の診断名が得られるか：評価者間一致度）を重視していることはご承知のことと思いますが、この表出の無視についても上記のごとく「表出の評価は個々の治療者によって異なる、すなわち評価者間一致度（信頼性）が低いと判断されたためと考えられる」と私は推測いたしました。そして、もしもこの推測が当たっているのならば（当たっていると思いますが）、DSM 作成者たちが信頼性を重視するあまり精神科診断にとって決して欠かしてはならない表出を無視してしまうのは、表出の重要性を理解しているのならば彼らは先のアスペルガー症候群ではなく「信頼性強迫」とでも名付けるほかない強迫性障害だからだろうと思いますし、表出の重要性が理解されていないのであるならば、DSM ふうに comorbidity を認めて（comorbidity は後に批判いたします）、彼らがアスペルガー症候群に加えて強迫性障害にも罹患しているのだと思わざるをえません。

表出を欠けば、精神科臨床は成り立たない！

ⅰ. 表出はそれ自体が徴候すなわち他覚的所見であり、状態像の一半を構成している。

ⅱ. 患者の症状すなわち自覚的訴えは、訴え（陳述）の内容だけでなく、表出を背景にして初めてその評価が可能となる（地としての表出と図としての訴え）。

ⅲ. 治療者はまずは患者の表出を、それこそが患者の苦悩を如実に示すものであるが、それを確実に捉えてこそ、初めて治療者－患者関係は成立する。

スライド10

スライド 10

　スライド 8 の説明で「表出を無視しているその一点だけでも DSM は精神科診断とは言えない」と述べ、精神科臨床における表出の観察の重要性を述べてきました。それでは、表出を欠くといったいどうなるのか、それを以下に具体的にあげてみたいと思います。

　スライド 10「表出を欠けば、精神科臨床は成り立たない！」は、そのどうなるかを列記したものですが、個々の説明は次のスライド 11 ～ 17 で詳しく述べることにして、ここでは項目だけをあげておきます。それは、ⅰ．表出はそれ自体が徴候すなわち他覚的所見であり、状態像の一半を構成している、ⅱ．患者の症状すなわち自覚的訴えは、訴え（陳述）の内容だけでなく、表出を背景にして初めてその評価が可能となる（地としての表出と図としての訴え）、ⅲ．治療者はまずは患者の表出を、それこそが患者の苦悩を如実に示すものであるが、それを確実に捉えてこそ、初めて治療者―患者関係は成立する、です。

ⅰ. 表出はそれ自体が徴候すなわち他覚的所見であり、状態像の一半を構成している。

【症例】 25歳、女性、デパート店員

某心療内科医からの診療情報提供書

X年5月に現在の仕事に就かれてから、仕事のストレスから度々パニック発作が出現するようになり、抑うつ気分も出現した患者です。本日当科初診され、大うつ病エピソード9項目中8項目満たしましたが、20歳頃、自尊心肥大、過活動（＋）の軽躁病エピソードを満たす時期も認め、双極Ⅱ型障害であると考えます。
　貴科でのご高診をお願いする次第です。

スライド11

スライド 11

　それでは、まず「ⅰ．表出はそれ自体が徴候すなわち他覚的所見であり、状態像の一半を構成している」をスライド 11 〜 14 を用いて説明します。

　このスライド 11 は第 104 回日本精神神経学会総会（2008）のシンポジウム「うつ病の広がりをどう考えるか」での発表で使ったスライドです。この時に私が自分の発表に与えた演題名は「うつ病は増えてはいない―大うつ病性障害（DSM）とは成因を問わない抑うつ症状群である」でしたが、それはシンポジウムのタイトルにある「うつ病の広がり」を私自身はそうと認識していなかったからで、それでそれに対置する形で「うつ病は増えてはいない」と題したのでした。

　さてスライド 11 の内容ですが、ある日、某心療内科医から 25 歳、デパート店員の女性に関して次のような診療情報提供書が届いて、その日のうちに診てほしいとの要請がありました。読み上げます。「X 年 5 月に現在の仕事に就かれてから、仕事のストレスから度々パニック発作が出現するようになり、抑うつ気分も出現した患者です。本日当科初診され、大うつ病エピソード 9 項目中 8 項目満たしましたが、20 歳頃、自尊心肥大、過活動（＋）の軽躁病エピソードを満たす時期も認め、双極Ⅱ型障害であると考えます。貴科でのご高診をお願いする次第です」。

精神科初診時の研修医による予診病歴

〔主訴〕気分の浮き沈みが激しい。
〔現病歴〕X年5月に現職(デパート美容部員)に就くが、女性ばかりの職場で最年長のいわゆる「お局さま」に随分といじめを受けたという。そのストレスで夏頃には胃・十二指腸潰瘍となり、また慢性的な下痢と排ガス増すなわち放屁が増えた。また交際している男性に対して些細なことでキレて暴力を振るうようになった。11月頃よりは入眠困難となり、3～4時間の睡眠で出勤するようになったが、夜間や通勤の車中で仕事のことを考え出すと、日に数回、動悸、ふるえ、脱力、呼吸困難感が起こるようになり、休日でも職場方面に向かう電車には乗りたくなくなった。またテレビを見ても楽しめず、自然と涙が出たり、また大声で叫んだりするようになった。これらのことでX＋1年2月には休職することになったが、動悸等の身体症状は週に1～2回へと治まってきて、テレビ等も楽しめるようになってきたが、いざ復職のことを考え出すと不安になってイライラとし、1人ではいられず夜遊びをし、買い物でストレスを発散するようになった。なお、睡眠はとれるものの昼夜逆転になっている。X＋1年3月心療内科へ受診し、ただちに紹介されて精神科を初診した。

(心療内科からの情報提供書にあった「20歳頃、自尊心肥大、過活動(＋)の軽躁病エピソードを満たす時期」は、「ああ、あの頃は今から考えても本当に素敵だった男性と交際していて、それで毎日が充実していて」とのこと：本診にて)

スライド 12

スライド12

　その日のうちに診てほしいとの要請でしたので、相当に具合が悪いのかと思って早速診ることにいたしました。このスライド12はその折の研修医による予診病歴です。いささか長いですが読み上げます。「主訴は気分の浮き沈みが激しいで、現病歴としては、X年5月に現職（デパート美容部員）に就くが、女性ばかりの職場で最年長のいわゆる『お局さま』に随分といじめを受けたという。そのストレスで夏頃には胃・十二指腸潰瘍となり、また慢性的な下痢と排ガス増すなわち放屁が増えた。また交際している男性に対して些細なことでキレて暴力を振るうようになった。11月頃よりは入眠困難となり、3〜4時間の睡眠で出勤するようになったが、夜間や通勤の車中で仕事のことを考え出すと、日に数回、動悸、ふるえ、脱力、呼吸困難感が起こるようになり、休日でも職場方面に向かう電車には乗りたくなくなった。またテレビを見ても楽しめず、自然と涙が出たり、また大声で叫んだりするようになった。これらのことでX+1年2月には休職することになったが、動悸等の身体症状は週に1〜2回へと治まってきて、テレビ等も楽しめるようになってきたが、いざ復職のことを考え出すと不安になってイライラとし、1人ではいられず夜遊びをし、買い物でストレスを発散するようになった。なお、睡眠はとれるものの昼夜逆転になっている。X+1年3月心療内科へ受診し、ただちに紹介されて精神科を初診した」。ここまでが予診病歴ですが、本診の場で心療内科からの診療情報提供書にあった「20歳頃、自尊心肥大、過活動（+）の軽躁病エピソードを満たす時期」について尋ねてみると、「ああ、あの頃は今から考えても本当に素敵だった男性と交際していて、それで毎日が充実していて」との陳述が与えられました。

筆者の記した初診時所見

1）表出：単身で来院。普段着ながら身だしなみは整っている。デパート美容部員という職業柄か、化粧は丁寧にしている。礼容は保たれている。正対し、やや前傾姿勢で面を挙げている。質問への理解は良好であり、応答も迅速かつ適切。声量は中で抑揚はあり。（これといった問題点はない）

2）体験・行動症状：苛々感、不安感、動悸、ふるえ、過呼吸（呼吸苦）、易怒性（ことに恋人への暴力）、「楽しさが感じられない」との訴え、入眠障害（結果としての昼夜逆転）、下痢と排ガス増、胃・十二指腸潰瘍（一時期）

状態像診断：不安・うつ状態
疾 患 診 断：心因反応

スライド 13

対比：内因性うつ病の表出

【症例】 52歳、男性、会社員

1）表出：単身で来院。身だしなみや礼容の整った中年紳士。やや前屈した姿勢。笑顔を見せはするが、無理して作っているという感じで生気に乏しく、また全般に勢いがない。ごく簡単な質問の理解は良好であるが、少し込み入った質問には聞き返すことも見られる。応答開始までに少し時間がかかり、会話はゆっくりで途中で止まることもある。小声で単調な喋り方。面接の最後に、「どこか遠くへ行ってしまいたい思い」に関して「死にたいと考えているのではないか？」と尋ねると、それまで保っていた態度が崩れ、ウンウンと相槌を打ちながら数分間号泣する。

2）体験・行動症状：睡眠障害（早朝覚醒、熟眠困難）、食欲減退（味覚・嗅覚の低下を伴う）、体重減少（6kg減/3ヶ月）、頭部緊縛感、肩凝り、盗汗、突発的発汗、寒気、思考制止、行動制止、憂うつ気分、悲哀・寂寥・孤独感、趣味への興味の減退、自信喪失・自責感、希死念慮

状態像診断：うつ状態
疾 患 診 断：内因性うつ病

スライド 14

スライド13
スライド14

いまお示ししました現病歴をお読みいただければ、双極Ⅱ型障害という心療内科主治医の診断がまったくの見当違いであるとお思いになると思いますが、上段のスライド13は私がカルテに記しました、この症例の現在症ならびに状態像診断と疾患診断です。表出記載を読み上げますが、「単身で来院。普段着ながら身だしなみは整っている。デパート美容部員という職業柄か、化粧は丁寧にしている。礼容は保たれている。正対し、やや前傾姿勢で面を挙げている。質問への理解は良好であり、応答も迅速かつ適切。声量は中で抑揚はあり。（これといった問題点はない）」。いかにもデパート美容部員という感じの丁寧な化粧ぶりで、身を前に乗り出した前傾姿勢で一生懸命に話し、また聞こうとしていましたが、いったいぜんたいこうした表出が「大うつ病エピソード9項目中8項目満たしました」といううつ状態にある人の表出でしょうか。私は呆れ返ってしまって、末尾にわざわざ「これといった問題点はない」と記してしまいました。

本節はDSMにおける表出の無視を論ずるのを目的としておりますが、ついでに体験・行動症状を述べておきますと「苛々感、不安感、動悸、ふるえ、過呼吸（呼吸苦）、易怒性（ことに恋人への暴力）、『楽しさが感じられない』との訴え、入眠障害（結果としての昼夜逆転）、下痢と排ガス増、胃・十二指腸潰瘍（一時期）」でして、後のスライド15でお示ししますうつ病（DSM-5）／大うつ病性障害の診断基準Aの9項目に照らし合わせてみますと、せいぜい「『楽しさが感じられない』との訴え」が項目2に、「入眠障害（結果としての昼夜逆転）」が項目4に該当するだけで、いったいどこをどう捜せば「大うつ病エピソード9項目中8項目満たしました」となるのか、私にはまったく理解できませんでした。いま1つの「ついでに」ですが、先の現病歴欄でも示しましたように「軽躁病エピソード」とは「素敵だった男性と交際していて、それで毎日が充実していて」であって、これは誰にでも了解できる心性であり、もちろん軽躁状態ではありません。私は慨嘆というよりも唖然として言葉もありませんでしたが、この医者は人の心を持たないロボットかと思いました。この症例の診断は、というよりもそうと診断した心療内科主治医は例外的、それも極端なまでに例外的なのかもしれませんが、基本的な精神医学的修練を積まずにDSMを用いるとどうなるのかを如実に示している好個の例と思います。そして私は現今、精神科医の多くもがこうしたお粗末な診断をし、加えてそれを自覚していないことを恐れているのです。

この症例の状態像診断と疾患診断についての私の見解を述べますと、状態像は不安・うつ状態であり、疾患診断は心因反応であって、要はデパートの美容部という女性だけの職場でいわゆるお局様にいじめられて、それに反応して心身にわたる種々の反応症状を呈しただけなのです。

下段のスライド14、これは私の症例で、状態像診断はうつ状態、疾患診断は内因性うつ病の52歳、男性、会社員の初診時現在症です。先の心因反応の症例の表出との対比の上で表出

筆者の記した初診時所見

1）表出：単身で来院。普段着ながら身だしなみは整っている。デパート美容部員という職業柄か、化粧は丁寧にしている。礼容は保たれている。正対し、やや前傾姿勢で面を挙げている。質問への理解は良好であり、応答も迅速かつ適切。声量は中で抑揚はあり。（これといった問題点はない）

2）体験・行動症状：苛々感、不安感、動悸、ふるえ、過呼吸（呼吸苦）、易怒性（ことに恋人への暴力）、「楽しさが感じられない」との訴え、入眠障害（結果としての昼夜逆転）、下痢と排ガス増、胃・十二指腸潰瘍（一時期）

状態像診断：不安・うつ状態
疾 患 診 断：心因反応

スライド 13

対比：内因性うつ病の表出

【症例】52歳、男性、会社員

1）表出：単身で来院。身だしなみや礼容の整った中年紳士。やや前屈した姿勢。笑顔を見せはするが、無理して作っているという感じで生気に乏しく、また全般に勢いがない。ごく簡単な質問の理解は良好であるが、少し込み入った質問には聞き返すことも見られる。応答開始までに少し時間がかかり、会話はゆっくりで途中で止まることもある。小声で単調な喋り方。面接の最後に、「どこか遠くへ行ってしまいたい思い」に関して「死にたいと考えているのではないか？」と尋ねると、それまで保っていた態度が崩れ、ウンウンと相槌を打ちながら数分間号泣する。

2）体験・行動症状：睡眠障害（早朝覚醒、熟眠困難）、食欲減退（味覚・嗅覚の低下を伴う）、体重減少（6kg減/3ヶ月）、頭部緊縛感、肩凝り、盗汗、突発的発汗、寒気、思考制止、行動制止、憂うつ気分、悲哀・寂寥・孤独感、趣味への興味の減退、自信喪失・自責感、希死念慮

状態像診断：うつ状態
疾 患 診 断：内因性うつ病

スライド 14

のみを読み上げますが、「単身で来院。身だしなみや礼容の整った中年紳士。やや前屈した姿勢。笑顔を見せはするが、無理して作っているという感じで生気に乏しく、また全般に勢いがない。ごく簡単な質問の理解は良好であるが、少し込み入った質問には聞き返すことも見られる。応答開始までに少し時間がかかり、会話はゆっくりで途中で止まることもある。小声で単調な喋り方。面接の最後に、『どこか遠くへ行ってしまいたい思い』に関して『死にたいと考えているのではないか？』と尋ねると、それまで保っていた態度が崩れ、ウンウンと相槌を打ちながら数分間号泣する」。説明を要するまでもなく、先の心因反応の患者とは表出がまったく異なることがおわかりいただけると思いますが、前屈した姿勢、作り笑顔で生気に乏しい表情、全般に勢いが感じられない面接態度、小声で単調な話し方、明らかな思考制止が認められました。

　以上、私の経験した2症例の表出を対比してお見せしましたが、'こういう表出の違いを見ないで何が診断だ！'というのが私の偽らざる思いです。

ii. 患者の症状すなわち自覚的訴えは、訴え（陳述）の内容だけでなく、表出を背景にして初めてその評価が可能となる（地としての表出と図としての訴え）。

【うつ病（DSM-5）/大うつ病性障害の診断基準A】

A. 以下の症状のうち5つ（またはそれ以上）が同じ2週間の間に存在し、病前の機能から変化を起こしている。これらの症状のうち少なくとも1つは、(1)抑うつ気分、あるいは(2)興味または喜びの喪失である。

(1) その人自身の言葉（例：悲しみ、空虚感、または絶望を感じる）か、他者の観察（例：涙を流しているように見える）によって示される、ほとんど1日中、ほとんど毎日の抑うつ気分
(2) ほとんど1日中、ほとんど毎日の、すべて、またはほとんどすべての活動における興味、喜びの著しい減退（その人の説明、または他者の観察によって示される）
(3) 食事療法をしていないのに、有意の体重減少、または体重増加（例：1ヶ月で体重の5％以上の変化）、またはほとんど毎日の食欲の減退または増加
(4) ほとんど毎日の不眠または過眠
(5) ほとんど毎日の精神運動焦燥または制止（他者によって観察可能で、ただ単に落ち着きがないとか、のろくなったという主観的感覚ではないもの）
(6) ほとんど毎日の疲労感、または気力の減退
(7) ほとんど毎日の無価値感、または過剰であるか不適切な罪責感（妄想的であることもある。単に自分をとがめること、病気になったことに対する罪悪感ではない）
(8) 思考力や集中力の減退、または決断困難がほとんど毎日認められる（その人自身の説明による、または他者によって観察される）
(9) 死についての反復思考（死の恐怖だけではない）、特別な計画はないが反復的な自殺念慮、または自殺企図、または自殺するためのはっきりとした計画

スライド 15

ほとんどすべての項目が平易な日常語で記された自覚的訴えで構成されており、表出の観察によって裏打ちされている症状名はほとんど皆無である。これでは状態像の細かな分別も、またそれに基づく鑑別すべき疾患の分別も不可能となる。

例）
• 項目(1) その人自身の言葉（例：悲しみ、空虚感、または絶望を感じる）か、他者の観察（例：涙を流しているように見える）によって示される、ほとんど1日中、ほとんど毎日の抑うつ気分

⬅ 抑うつ反応ないし抑うつ神経症に見られるたんなる憂うつ気分なのか、それとも内因性うつ病に特徴的な悲哀・寂寥・孤独感なのかの区別がつかない。

• 項目(8) 思考力や集中力の減退、または決断困難がほとんど毎日認められる（その人自身の説明による、または他者によって観察される）

⬅ 思考制止（質問への理解が悪く、応答がすぐに戻らず、応答が始まっても会話のスピードは遅く、途切れ途切れとなり、途中で止まってしまうこともある、声も小さいなどの詳しい表出の観察があって初めて同定が可能となる。「他者によって観察」と記されてもその内容が記されていなければ過包含が生じる）を意味しているのであろうが、上記の記述であるならばたんなる疲弊抑うつによっても生じうると考えられる。

スライド 16

スライド15
スライド16

　次に「ⅱ．患者の症状すなわち自覚的訴えは、訴え（陳述）の内容だけでなく、表出を背景にして初めてその評価が可能となる（地としての表出と図としての訴え）」、これはすでに一度スライド7の説明で述べましたことですが、改めてDSMの診断基準を取り上げたスライド15～16を用いて説明します。

　上段のスライド15はうつ病（DSM-5）／大うつ病性障害の診断基準Aを示したものですが、9項目の症状が掲げられ、診断は「以下の症状のうち5つ（またはそれ以上）が同じ2週間の間に存在し、病前の機能から変化を起こしている。これらの症状のうち少なくとも1つは、(1)抑うつ気分、あるいは(2)興味または喜びの喪失である」とされています。

　さて、下段のスライド16はそれに対する私の批判です。これはDSMの診断基準全般に共通することであり、ことにこのうつ病（DSM-5）／大うつ病性障害の診断基準では顕著なのですが、スライドに記しましたように「ほとんどすべての項目が平易な日常語で記された自覚的訴えで構成されており、表出の観察によって裏打ちされている症状名はほとんど皆無である。これでは状態像の細かな分別も、またそれに基づく鑑別すべき疾患の分別も不可能となる」のです。その例として2つの項目をあげましたが、「項目(1)：その人自身の言葉（例：悲しみ、空虚感、または絶望を感じる）か、他者の観察（例：涙を流しているように見える）によって示される、ほとんど1日中、ほとんど毎日の抑うつ気分」は、この文言だけですと抑うつ反応ないし抑うつ神経症等に見られるたんなる憂うつ気分なのか、それとも内因性うつ病に特徴的な（内因性うつ病に特徴的に認められる症状は後のスライド24に掲げます）悲哀・寂寥・孤独感なのかの区別がつきません。この区別のためには明確な言明に加えて、対比的にお示ししました、先のスライド13の心因反応とスライド14の内因性うつ病における表出の差異を看て取ることが重要なのです。また、「項目(8)：思考力や集中力の減退、または決断困難がほとんど毎日認められる（その人自身の説明による、または他者によって観察される）」も、これはスライド14でお示ししましたような、内因性うつ病に特徴的な思考制止を意図して掲げられたものと思いますが、例えば質問への理解が悪く、応答がすぐに戻らず、応答が始まっても会話のスピードは遅く、途切れ途切れとなり、途中で止まってしまうこともある、声も小さいなどの詳しい表出の観察があって初めて思考制止と同定されるのであって、「他者によって観察」と記されてもその内容が記されていなければ過包含が生じると思われます。というのは、1例をあげますと上記の文言だけですと疲弊抑うつによっても生じうると考えられるからです。以上、自覚的訴えという図は表出という地の上で初めていかなる症状なのか（時には症状とは看做されないのか）が同定されるのであって、ここでも表出の観察が重要であることを述べました。

　それにしても、DSMは何ゆえに確とした症状用語（術語）を用いずに日常語で済ましてしまうのでしょうか。そもそもは次節「2）考えない」の「①症状学の欠如」でお話ししますようにアメリカ精神医学には記述現象学への無理解があり、ドイツ、フランスに学んできたわが

ⅱ. 患者の症状すなわち自覚的訴えは、訴え（陳述）の内容だけでなく、表出を背景にして初めてその評価が可能となる（地としての表出と図としての訴え）。

【うつ病（DSM-5）/大うつ病性障害の診断基準A】

A. 以下の症状のうち5つ（またはそれ以上）が同じ2週間の間に存在し，病前の機能から変化を起こしている。これらの症状のうち少なくとも1つは，(1) 抑うつ気分，あるいは(2) 興味または喜びの喪失である。

(1) その人自身の言葉（例：悲しみ、空虚感、または絶望を感じる）か，他者の観察（例：涙を流しているように見える）によって示される，ほとんど1日中，ほとんど毎日の抑うつ気分

(2) ほとんど1日中，ほとんど毎日の，すべて，またはほとんどすべての活動における興味，喜びの著しい減退（その人の説明，または他者の観察によって示される）

(3) 食事療法をしていないのに，有意の体重減少，または体重増加（例：1ヶ月で体重の5％以上の変化），またはほとんど毎日の食欲の減退または増加

(4) ほとんど毎日の不眠または過眠

(5) ほとんど毎日の精神運動焦燥または制止（他者によって観察可能で，ただ単に落ち着きがないとか，のろくなったという主観的感覚ではないもの）

(6) ほとんど毎日の疲労感，または気力の減退

(7) ほとんど毎日の無価値感，または過剰であるか不適切な罪責感（妄想的であることもある。単に自分をとがめること，病気になったことに対する罪悪感ではない）

(8) 思考力や集中力の減退，または決断困難がほとんど毎日認められる（その人自身の説明による，または他者によって観察される）

(9) 死についての反復思考（死の恐怖だけではない），特別な計画はないが反復的な自殺念慮，または自殺企図，または自殺するためのはっきりとした計画

スライド 15

ほとんどすべての項目が平易な日常語で記された自覚的訴えで構成されており、表出の観察によって裏打ちされている症状名はほとんど皆無である。これでは状態像の細かな分別も、またそれに基づく鑑別すべき疾患の分別も不可能となる。

例）

• 項目(1) その人自身の言葉（例：悲しみ、空虚感、または絶望を感じる）か，他者の観察（例：涙を流しているように見える）によって示される，ほとんど1日中、ほとんど毎日の抑うつ気分

← 抑うつ反応ないし抑うつ神経症に見られるたんなる憂うつ気分なのか、それとも内因性うつ病に特徴的な悲哀・寂寥・孤独感なのかの区別がつかない。

• 項目(8) 思考力や集中力の減退，または決断困難がほとんど毎日認められる（その人自身の説明による，または他者によって観察される）

← 思考制止（質問への理解が悪く、応答がすぐに戻らず、応答が始まっても会話のスピードは遅く、途切れ途切れとなり、途中で止まってしまうこともある、声も小さいなどの詳しい表出の観察があって初めて同定が可能となる。「他者によって観察」と記されてもその内容が記されていなければ過包含が生じる）を意味しているのであろうが、上記の記述であるならばたんなる疲弊抑うつによっても生じうると考えられる。

スライド 16

国の精神医学から見ればお粗末としか言いようがない精神症候学しかないからと思いますが、併せてDSM作成者たちが、DSMを精神科医だけではなく、他科の医師にも、また医師以外の精神科医療従事者にも、また行政や司法関係者にも、それも全世界的にglobal使わせようと意図しているからと思われます。今やアメリカ精神医学会（APA）の最大事業（商売）はDSMの出版・販売で、2012年に発表されたフィールド・トライアルにおける評価者間一致度（信頼性）があまりにも低いにもかかわらず、再調査もせずに見切り発車の形で翌2013年にDSM-5が出版されたのは、もっぱらAPAがDSM-5の出版による利益を見込んですでに予算案を立てていたという事情によると言われていますが、私から見ればAPAは金のために専門性professionalityという魂を悪魔に売り払ったとしか思えません。

iii. 治療者はまずは患者の表出を、それこそが患者の苦悩を如実に示すものであるが、それを確実に捉えてこそ、初めて治療者―患者関係は成立する。

荻野目慶子："自殺"で残された側は……新潮45, 2000年8月号, p.55-58

> 精神科医にも何人、逢ったことか。
> 　私の場合、本名と芸名が同一の為、その度に好奇の眼を感じ、およそ心の内など話せる状態には至らず、"こんな人が精神科医に？"という疑問、裏切られた様な哀しみ、やり場の無い絶望感に打ちのめされ、薬だけを手にして逃げるように去った日々。
> 　分厚いアンケート、見ただけでウンザリする、或いは気恥ずかしくなる様なアンケートをさせる病院もあった。〈中略〉おきまりのアンケートで人間を図面化し、それを入り口にして何が見えてくるのか。<u>どうしてまず最初にその人間の印象―眼光や挙動、その時発信している空気を感じようとはしてくれないのか。</u>それでなくても病んでいる時は些細な事に苛立ち、警戒を強くするものなのに、それを和らげるどころか人間不信を煽るような病院が多いのだから始末に悪い。(下線は筆者による)

スライド 17

スライド 17

　最後に「ⅲ. 治療者はまずは患者の表出を、それこそが患者の苦悩を如実に示すものであるが、それを確実に捉えてこそ、初めて治療者—患者関係は成立する」をスライド17を用いて、これは説明するまでもありませんね、読んでいただくだけで十分におわかりと思います。

　これは女優の荻野目慶子さん、彼女は縊死した恋人の第1発見者になってPTSDのようになった人ですが、その彼女が2000年に「"自殺"で残された側は……」と題して『新潮45』という月刊誌に載せた文の一節です。私はたびたびこの一節を引用しておりますが、DSMに代表される現今のマニュアル精神医学に対する患者側からの批判としてこれほど痛烈なものを私はほかに知りません。私はこれを初めて読んだ時、同業者として本当に恥ずかしく、また申し訳ないと思いました。読み上げます。

「精神科医にも何人、逢ったことか。私の場合、本名と芸名が同一の為、その度に好奇の眼を感じ、およそ心の内など話せる状態には至らず、"こんな人が精神科医に？"という疑問、裏切られた様な哀しみ、やり場の無い絶望感に打ちのめされ、薬だけを手にして逃げるように去った日々。分厚いアンケート、見ただけでウンザリする、或いは気恥ずかしくなる様なアンケートをさせる病院もあった。〈中略〉おきまりのアンケートで人間を図面化し、それを入り口にして何が見えてくるのか。<u>どうしてまず最初にその人間の印象—眼光や挙動、その時発信している空気を感じようとはしてくれないのか</u>。それでなくても病んでいる時は些細な事に苛立ち、警戒を強くするものなのに、それを和らげるどころか人間不信を煽るような病院が多いのだから始末に悪い」。

　私が引きました下線の部分、これが表出ですが、言葉では嘘はつけても表出は嘘を言いません。表出は精神内界をありのままに写し出す鏡のようなもので、苦しみも悲しみも、逆に喜びも楽しさも、そこに患者の生の姿が現れているものです。どうしてそれを見ないのか、そこから出発しないのかと、荻野目さん同様、私も思います。

DSMに見る症状学の欠如

各々の診断基準Aに掲げられている複数の症状は、

ⅰ. 精神病理学的には定義はないに等しい。
ⅱ. 臨床的（病期や状態像）には無構造である。
ⅲ. 診断学的には根拠なしに独立・同格とされている。

スライド 18

2) 考えない

① 症状学の欠如

スライド18

　次は「2) 考えない」の「①症状学の欠如」についてお話しします。前節で述べましたようにDSMの診断基準には表出すなわち精神医学的徴候がなく、したがって診断基準は自覚的訴えである症状のみから構成されておりますが、ここではその症状がいかにいい加減なものかを話そうと思います（徴候もない点から言えば、DSMには正確には「症候学の欠如」という批判が与えられるべきなのですが、ここでは症状に焦点をしぼってお話しするので「症状学の欠如」といたしました）。

　いきなり結論を述べますが、スライド18「DSMに見る症状学の欠如」にその要点を3点にまとめて掲げました。その詳細は以下のスライド19〜27で詳しく述べることにしまして、ここではその3つの要点のみを述べておきます。それは「各々の診断基準Aに掲げられている複数の症状は、ⅰ. 精神病理学的には定義はないに等しい、ⅱ. 臨床的（病期や状態像）には無構造である、ⅲ. 診断学的には根拠なしに独立・同格とされている」ですが、こう並べてみますと自分がまとめたものながらもうめためたな評価を与えたものだと思います。でも、実際にそうなんです。

統合失調症の診断基準A（DSM-Ⅲ～DSM-5）における「奇異な妄想」の診断学的重み付けの変遷

DSM-Ⅲ（1980）	少なくとも1項目が存在すれば診断してよいとされる基準Aの6項目の1つに挙げられている	重要視の拡大
DSM-Ⅲ-R（1987）	少なくとも1項目が存在すれば診断してよいとされる基準Aの3項目の1つに挙げられている	
DSM-Ⅳ（1994）	診断のためには少なくとも2項目が必要とされる基準Aの5項目からは削除。ただし、注として「妄想が奇異なものであったり、〈中略〉基準Aの症状を1つ満たすだけでよい」とされている	
DSM-Ⅳ-TR（2000）	同上	
DSM-5（2013）	診断のためには少なくとも2項目が必要とされる基準Aの5項目になく、また注も削除	一転して消失

スライド 19

スライド19

　それでは「ⅰ．精神病理学的には定義はないに等しい」ですが、これを示すために例を3つあげます。まず例1ですが、これはすでに「1．はじめに」の章でDSM各論批判の第1論文として紹介いたしました「奇異な妄想」という症状名ならびに定義についての批判です。その定義の批判に入る前に、まずはスライド19にて表示・図示しました、統合失調症の診断基準A（DSM-Ⅲ～DSM-5）における「奇異な妄想」の診断学的重み付けの変遷を解説いたします。

　まずDSM-Ⅲ（1980）ではこの「奇異な妄想」は統合失調症の診断にあたって少なくとも1項目が存在すれば診断してよいとされる基準Aの6項目の1つに挙げられています。次いでDSM-Ⅲ-R（1987）では少なくとも1項目が存在すれば診断してよいとされる基準Aの3項目の1つに挙げられています。ともに1項目があれば診断が可能とされていたのですが、基準Aの項目数が6項目から3項目へと減らされており、それでもなおその3項目の中にこの「奇異な妄想」は含まれているのですから、この「奇異な妄想」という項目には重要視の拡大が図られておりました。次いでDSM-Ⅳ（1994）、DSM-Ⅳ-TR（2000）ですが、ここでは診断のためには少なくとも2項目が必要とされる基準Aの5項目から「奇異な妄想」は削除されています。ですから、一見したところでは「奇異な妄想」は重要視されなくなったのかと思いきや、注として「妄想が奇異なものであったり、幻聴が患者の行動や思考を逐一説明するか、または2つ以上の声が互いに会話しているものである時には基準Aの症状を1つ満たすだけでよい」という記載がありまして、全体的には診断に必要な項目数がそれまでの1項目から2項目へとより厳しくなったにもかかわらず、「奇異な妄想」と行為言評性ないし対話傍聴性の幻聴の2つは1項目で診断可能とされ、結果として1項目で診断可能とされたのはDSM-Ⅲ-Rの3項目からDSM-Ⅳの2項目へと減ったことになり、したがってこの症状は「奇異な妄想」という症状名こそなくなりましたが実質的には一層の重要視の拡大が図られたことになります。ところが、驚くべきことにDSM-5（2013）の診断基準ではこれといった説明もなく、「奇異な妄想」という症状名も、また「妄想が奇異なものであったり」という注も見当たらず、すなわち一転消失しているのです。これまでひたすら重要視の拡大を図ってきたのに、ここにきて突然に消失させるというこの豹変ぶりには、「あれほどの重要視はいったいぜんたい何だったのか！」と唖然とせざるをえません。DSM批判派である私はもちろん日常臨床でDSMを使用することはありませんが、DSMを信じて使用してきた人たちは作成者たちの'気まぐれ'にまさに翻弄されてきたことになります。

　この「奇異な妄想」をめぐる、この'阿呆らしい騒動'には前史がありまして、それはDSM-Ⅲ-RからDSM-Ⅳに至る過程において、「『奇異さ』が重要だとの概念を縮小するか、逆に『奇異さ』が何を意味するかの定義と例をもっと明確にするかのどちらかが必要である」(Andreasen,N.C. and Flaum,M.：Schizophrenia：the characteristic symptoms. Schizophrenia Bulletin 17:27-49, 1991) という議論です。DSM-Ⅲで「奇異な妄想」という用語が用いられて以

統合失調症の診断基準A（DSM-Ⅲ～DSM-5）における「奇異な妄想」の診断学的重み付けの変遷

DSM-Ⅲ （1980）	少なくとも1項目が存在すれば診断してよいとされる基準Aの6項目の1つに挙げられている	重要視の拡大
DSM-Ⅲ-R （1987）	少なくとも1項目が存在すれば診断してよいとされる基準Aの3項目の1つに挙げられている	
DSM-Ⅳ （1994）	診断のためには少なくとも2項目が必要とされる基準Aの5項目からは削除。 ただし、注として「妄想が奇異なものであったり、〈中略〉基準Aの症状を1つ満たすだけでよい」とされている	
DSM-Ⅳ-TR （2000）	同上	
DSM-5 （2013）	診断のためには少なくとも2項目が必要とされる基準Aの5項目になく、また注も削除	一転して消失

スライド19

来10年も越すというのに、何をいまさら「『奇異さ』が何を意味するか」だろうかと私はあきれ果てましたが、その議論の結末がDSM-Ⅳでは「奇異な妄想」を診断基準Aから削除し、また「奇異な妄想」という症状名をなくして「妄想が奇異なものであったり」と述語的な使用に変更することだったのです。作成者たちはそれで縮小したつもりなのでしょうが、先に解説しましたようにそれは実質的には拡大となったのです。そして、DSM-5では先ほども述べましたように、これまでの議論をすべて棚上げにする恰好で「奇異な妄想」も「妄想が奇異なものであったり」も削除してしまったのです。

　なお、次のスライド20〜23で述べますように、「奇異な妄想」とはそもそもあり得ない症状名であり、またなんら重要視すべき症状でもなく、したがって私はDSM-5でそれが消失したことは是としますが、DSM-5作成者と私とではたんに結論が一致しただけのことであって、消失（削除）は私が以下に指摘しますような精神病理学的な議論によらず、DSM-5作成者はたんに棚上げしただけのことと思います。

「奇異な妄想」とは何か？（1）

DSM-Ⅲ（診断基準 A）　　（以下、*、**は筆者による）

> 内容が明らかに不合理で、実際に根拠があり得ないもの、例えば被支配妄想（作為体験：訳者注）*、思考伝播*、思考吹入*、思考奪取*のようなもの

DSM-Ⅲ-R（診断基準 A）

> その患者の属する文化圏では全く信じられない現象、例えば思考伝播*、死者に支配される**、など

DSM-Ⅳ（本文）

奇異な妄想は精神分裂病にとりわけ特徴的なものとみなされているが、"奇異さ"は判断が難しく、異文化間ではなおさらであろう。妄想が明らかに受け入れがたく、理解不能で、通常の日常体験からかけはなれている場合は、奇異と考えられる。奇異な妄想としては、例えば、知らない人がどんな傷跡も残さず、自分の内臓を取り除いて、誰か他の人の内臓で置き換えたという信念**があげられる。〈中略〉心や体の統制の喪失を表しているような（例えばSchneiderの"一級症状"に含まれているような）妄想は一般に奇異とされ、これには外部の力によって自分の考えが引き抜かれてしまったという確信（"思考奪取"）*、自分のものではない考えが心の中に入れられてしまったという確信（"思考吹入"）*、体や動作が外部の力によって操作されているという確信（"被支配妄想"）*などがある。

スライド20

「奇異な妄想」とは何か？（2）

DSMの「奇異な妄想」は、〈定義〉はないに等しく、〈例〉は自我意識の異常ないし自我障害と荒唐無稽な妄想着想である。

スライド21

スライド20
スライド21

　これまで重要視の段階的拡大と一転消失を批判してきました「奇異な妄想」とはいったい何なのか？　次にこれを論じたいと思います。

　上段のスライド20にはDSM-Ⅲの精神分裂性障害（当時）ならびにDSM-Ⅲ-Rの精神分裂病（当時）の診断基準Aの「奇異な妄想」の項目記載を、またDSM-Ⅳの精神分裂病（当時）については項目としては削除されていますので本文の記載を掲げました（DSM-Ⅳ-TRならびに最新のDSM-5〈項目も注もありませんが、本文中に説明があります〉はDSM-Ⅳとほぼ同様ですから省略させていただきました）。各々、〈定義〉と〈例〉が示されています。

　まず〈定義〉ですが、上記3つを順番に見ていきますと、「内容が明らかに不合理で、実際に根拠があり得ないもの」（DSM-Ⅲ）、「その患者の属する文化圏では全く信じられない現象」（DSM-Ⅲ-R）、「妄想が明らかに受け入れがたく、理解不能で、通常の日常体験からかけはなれている場合」（DSM-Ⅳ）となります。後のスライド33に私の理解している妄想の定義を述べますが、ここではその観点からでなく、わが国における妄想の一般的理解から批判しますが、DSM-Ⅲのそれは不完全な形での妄想の定義にすぎず（判断の誤謬性を述べているだけであって、他者からの批判によっても訂正されないという訂正不能性が欠けています）、「奇異」という点については何も述べられていません。またDSM-Ⅲ-Rのそれは妄想の定義ですらなく、DSM-Ⅳのそれは「奇異」の説明としてあげられたものですが「明らかに受け入れがたく、理解不能で、通常の日常体験からかけはなれている」がどうして奇異なのでしょうか。これをもって「奇異」と呼ぶならば、妄想はそのすべてが奇異となってしまうでしょう。

　次は例ですが、これも順番に見ていきますと、「被支配妄想（作為体験：訳者注）*、思考伝播*、思考吹入*、思考奪取*」（DSM-Ⅲ）、「思考伝播*、死者に支配される**」（DSM-Ⅲ-R）、「知らない人がどんな傷跡も残さず、自分の内臓を取り除いて、誰か他の人の内臓で置き換えたという信念**があげられる。〈中略〉心や体の統制の喪失を表しているような（例えばSchneiderの"一級症状"に含まれているような）妄想は一般に奇異とされ、これには外部の力によって自分の考えが引き抜かれてしまったという確信（"思考奪取"）*、自分のものではない考えが心の中に入れられてしまったという確信（"思考吹入"）*、体や動作が外部の力によって操作されているという確信（"被支配妄想"）*」（DSM-Ⅳ）となります。症状名の肩にある*と**は私が付けたものですが、*は旧来の記述現象学では自我意識の異常ないし自我障害と呼ばれたものであり、**はただ内容が荒唐無稽であるというだけであって妄想着想として折々陳述される内容であるにすぎません。

　以上、いま述べました「奇異な妄想」の〈定義〉と〈例〉に対する批判を下段のスライド21にまとめました。読み上げますが、「DSMの『奇異な妄想』は、〈定義〉はないに等しく、〈例〉は自我意識の異常ないし自我障害と荒唐無稽な妄想着想である」となります。

「奇異な妄想」とは何か？（3）

	二次性観念形成の迷妄性	一次性観念形成の迷妄性

記述現象学： 偽幻覚* ｜ 真正幻覚 ｜ 自我障害 ｜ （荒唐無稽な妄想着想） 妄想**

＊　Goldstein, K.の定義による
＊＊　真正妄想と妄想様観念の両方を含む
太実線での囲みは病識欠如を表す

DSM： 幻覚 ｜ 奇異な妄想 ｜ 妄想

「奇異な妄想」とは旧来の記述現象学では自我障害ならびに荒唐無稽な妄想着想である。自我障害を「奇異な妄想」とするのは〈心的体験〉の言語表現としての二次性観念形成の迷妄性を妄想とするという誤りであり、荒唐無稽な妄想着想を「奇異な妄想」とするのはたんにその荒唐無稽性に因るものであって、これもまた誤りである。

スライド 22

スライド 22

　以上の議論をわかりやすく図示したものがこのスライド 22 です。スライドの上段が旧来の記述現象学に基づく症状理解で、下段は上段の各々の症状に対応した DSM の症状名です。自我障害と荒唐無稽な妄想着想とが一緒になって「奇異な妄想」とされていることがよくおわかりになると思いますが、このことを記述現象学的観点から批判しますと、本来妄想とは〈心的営為〉である思考ないし判断の障害による一次性観念形成の迷妄性を指しますが、自我障害を「奇異な妄想」とするのは〈心的体験〉の言語表現としての二次性観念形成の迷妄性を妄想とするという誤りであり、荒唐無稽な妄想着想を「奇異な妄想」とするのはたんにその荒唐無稽性に因るものであって、これもまた誤りであるということになります。

　ここに自我障害を妄想とする誤りに関連して、観念形成の一次性および二次性という観点を述べました。妄想のみならず、自我障害も真正幻覚も患者がそれらを真実であると考える以上はそれらは迷妄の観念ということになるのですが、記述現象学ではその形成の仕方に区別をつけているのです。すなわち、一方の妄想の場合は思考ないし判断という〈心的営為〉の障害によって直接的、一次的に迷妄の観念という〈心的体験〉が形成されるのに対し、他方の自我障害や真正幻覚の場合は自我や知覚という〈心的営為〉の障害がそもそもの一次的な形成因で、加えて病識の欠如があって、したがってその結果として与えられる迷妄の観念という〈心的体験〉は間接的、二次的に形成されると考えており、ここにおいて「妄想」という用語は思考ないし判断という〈心的営為〉の障害による一次性観念形成の迷妄性に限っているのです。私は記述現象学の基本中の基本であるこうしたことすらも DSM は理解していないのかとの慨嘆の念を抱きますが、皆さんの中には DSM が旧によらず新しい精神症候学を呈示しているのだと DSM を擁護される方もおられるかもしれません。もしもそういう方がおられるのであれば反問いたしますが、DSM が一方では二次性観念形成の迷妄性である自我障害は「奇異な妄想」と呼び、他方では同じく二次性観念形成の迷妄性である真正幻覚はあくまでも幻覚であって「奇異な妄想」としていないのはどうしてなのでしょうか。擁護なぞ出来る話ではないのです。

　ついでながらそのほかの症状対応についても注釈しておきますと、旧来の記述現象学ではその実在性についての誤判断がある、すなわち幻覚を実在のものと考える、病識を欠如した幻覚を真正幻覚とし、実在性についての正判断がある、すなわち幻覚を幻覚として正しく認識している、病識がある幻覚を偽幻覚としてきましたが（この幻覚―偽幻覚の区別は Goldstein, K. によります。またフランス精神医学では偽幻覚を主とした病態を幻覚症 hallucinose と呼んできました）、DSM はその区別をすることなく一括して幻覚としています。これもまた DSM における精神症候学の底の浅さを示すものです。

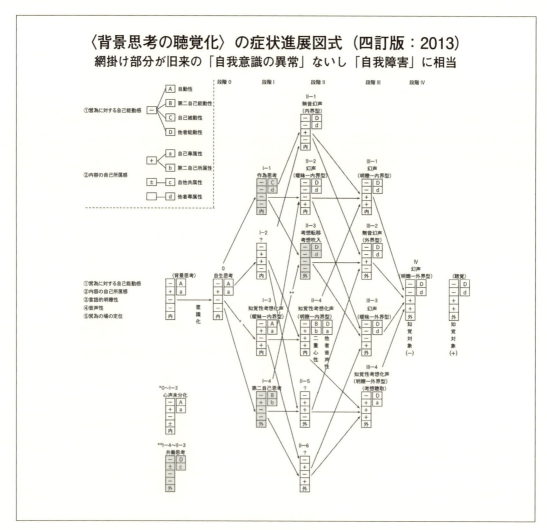

スライド23

スライド23

　さて、私はこれまでDSMが自我障害を、併せて荒唐無稽な妄想着想を「奇異な妄想」としていることを旧来の記述現象学の立場から批判してきました。それは何ゆえかと言いますと、DSMが自らを新クレペリン主義と名乗り、Schneider,K.の一級症状を援用するなど、その症候記載を記述現象学に則っているかのごとくに自己喧伝してきたからです。しかし、私の眼から見れば決してそうではなく、ですから私はその同じ記述現象学の立場から「奇異な妄想」の批判を展開しておくことがまずは必要だと感じたのです。

　しかし、ここではこれまでの批判に追加する形で、統合失調症の病態心理についての私の論である状況意味失認－内因反応仮説から「奇異な妄想」を批判しておこうと思います（詳しくは拙著『統合失調症の病態心理―要説：状況意味失認－内因反応仮説―』〈星和書店、2013〉をご参照していただくことにして、ここではその要点のみを簡略にお話しするだけに留めます）。

　スライド23をご覧ください。この図は、状況意味失認－内因反応仮説における１つの症状形成機序である〈背景思考の聴覚化〉の症状進展図式（四訂版：2013）を示したものです。このうち網掛けした、旧来の記述現象学では「自我意識の異常」ないし「自我障害」と呼ばれてきた症状を左から順に読み上げますと、共働思考（Ⅰ-4～Ⅱ-3）（この「共働思考」という症状名は私の造語ですが、内容は考想伝播についてのイギリスのFish,F.の理解です）、作為思考（Ⅰ-1）、第二自己思考（Ⅰ-4）、考想転移・考想吹入（Ⅱ-3）となりますが、用語、訳語こそ違え、これらのうち第二自己思考を除き、その他の３種は順に思考伝播、被支配妄想、思考吹入としてスライド20にお示ししましたDSMの「奇異な妄想」の〈例〉としてあげられていた症状です。すなわち、旧来の「自我意識の異常」ないし「自我障害」、そして内容は同じものながらDSMでは「奇異な妄想」とされてきた症状は、私の理解では自生思考に始まり、最終的には幻声（明瞭－外界型）へと至る〈背景思考の聴覚化〉過程の中間段階の症状であるということです。この症状過程は最終的には幻声に至るもの、すなわち幻声系列ですから、もちろん「奇異な妄想」は妄想に属するものではありえず、その症状名はまったく誤ったものなのです。

　ついでながら、一点補足しておきます。私がこれまでの論述の中で「旧来の『自我意識の異常』ないし『自我障害』」と言っていることにお気づきの方がおられることと思います。そうなのです。私は考想伝播、作為思考、考想吹入などを自我意識の異常とか自我の障害とかと考えているわけではないのです。これまた詳しくは『統合失調症の病態心理―要説：状況意味失認－内因反応仮説―』をご参照していただきたいのですが、私は旧来自我意識と呼ばれたものは、自我そのものに対する意識ではなく、対象化された自我に対する意識であって、それもまた１つの対象意識であるにすぎず、ゆえに「自我意識の異常」（それは１つの対象意識の異常にすぎません）をもって自我が障害されている、すなわち「自我障害」と考えることは仮象に欺かれた誤謬と考えているのです。

内因性うつ病に特徴的な症状

① 食欲減退、体重減少（関連して味覚・嗅覚の低下、口渇、便秘）
② 早朝覚醒、昼間睡眠不能
③ 性欲減退、性機能低下（インポテンツ、不感症）
④ 自律神経失調（盗汗、突発的発汗、のぼせ、寒気、口渇、便秘）
⑤ 悲哀・寂寥・孤独感
⑥ 思考制止、行動制止
⑦ 自責感
⑧ 希死念慮、自殺企図
⑨ 日内変動（Abend besser）あり／日間変動なし

スライド24

うつ病（DSM-5）／大うつ病性障害の診断基準Aの各々の症状項目の症候学上の問題点

【うつ病（DSM-5）／大うつ病性障害の基準A】

A. 以下の症状のうち5つ（またはそれ以上）が同じ2週間の間に存在し、病前の機能から変化を起こしている。これらの症状のうち少なくとも1つは、(1) 抑うつ気分、あるいは (2) 興味または喜びの喪失である。

(1) その人自身の言葉（例：悲しみまたは空虚感を感じる）か、他者の観察（例：涙を流しているように見える）によって示される、ほとんど1日中、ほとんど毎日の抑うつ気分
(2) ほとんど1日中、ほとんど毎日、すべて、またはほとんどすべての活動における興味、喜びの著しい減退（その人の説明、または他者の観察により示される）
(3) 食事療法をしていないのに、著しい体重減少、あるいは体重増加（例：1ヶ月で体重の5%以上の変化）、またはほとんど毎日の、食欲の減退または増加
(4) ほとんど毎日の不眠または睡眠過多
(5) ほとんど毎日の精神運動性の焦燥または制止（他者によって観察可能で、ただ単に落ち着きがないとか、のろくなったという主観的感覚ではないもの）
(6) ほとんど毎日の易疲労性、または気力の減退
(7) ほとんど毎日の無価値感、または過剰であるか不適切な罪責感（妄想的であることもある。単に自分をとがめたり、病気になったことに対する罪の意識ではない）
(8) 思考力や集中力の減退、または、決断困難がほとんど毎日認められる（その人自身の説明による、または他者によって観察される）
(9) 死についての反復思考（死の恐怖だけではない）、特別な計画はないが反復的な自殺念慮、または自殺企図、または自殺するためのはっきりとした計画

- 憂うつ気分と悲哀・寂寥・孤独感が区別されていない
- ただ「不眠」とあるだけであって、その種類（入眠困難、早朝覚醒、熟眠困難）の区別がない
- 何ゆえに「罪責」のみであって「心気」、「貧困」は取り上げないのか？
- (5)で精神運動性制止をあげるのならば、ここは思考制止でしょ！
- 頭重・頭部緊縛感・肩凝り、口渇・便秘・寝汗等の自律神経症状、味覚・嗅覚低下は欠如
- 各種症状の日内変動（Abend besser）の欠如

スライド25

スライド24
スライド25

　続いて「ⅰ．精神病理学的には定義はないに等しい」の例2ですが、ここでは本章の「1．感じない」の節でも一部取り上げました「うつ」の症候学を再度取り上げます。

　上段のスライド24には、うつ状態の質的差異を見分ける上で、また決して見落としてはならない内因性うつ病を的確に診断するために、私が日常の「うつ」診療の中で留意している内因性うつ病に特徴的な症状の一覧を掲げました。内因性うつ病では心身両面にわたる症状が相半ばして出現しますが、①～④が身体症状、⑤～⑧が精神症状であって、また⑨でそれらの症状に日内変動（Abend besser）が認められることも記しておきました。この①～⑨はあくまでも内因性うつ病に特徴的なものであって、これら以外にも当然のことながら憂うつ気分、自信喪失、趣味等に対する興味・関心の低下がありますが、それらは他の成因によるうつ状態にも認められるものですから、それらは入れておりません。私のこれまでの臨床経験からは、内因性うつ病であるかぎり、これらの症状の大半が比較的短期間のうちに揃って出現してくるのを観察しております。

　下段のスライド25では、先のスライド16でも少し触れました、うつ病（DSM-5）／大うつ病性障害の診断基準Aの各々の症状項目の症候学上の問題点を、スライド24の内因性うつ病に特徴的な症状を参照にして指摘しておきました。問題となる症状項目ごとに指摘していきますが、項目(1)の記載ではたんなる憂うつ気分なのか、それとも内因性うつ病に特徴的な悲哀・寂寥・孤独感なのかが区別されておりません。項目(4)の中にある「不眠」はただ「不眠」とあるだけであって、その種類（入眠困難、早朝覚醒、熟眠困難）が記載されておりません。私は長年に及んだ研修医指導において、患者が「眠れない」と訴えたら、ただ不眠とか睡眠障害とかと記すのでなく、寝付けないのか（入眠困難）、深夜から早朝にかけての早い時間にパッと目覚めるのか（早朝覚醒）、それとも眠りが浅くて夢ばかり見ていて熟睡感がないのか（熟眠困難）を区別するように指導してきましたが、それは内因性うつ病においては早朝覚醒が必発だからです。項目(7)では何ゆえに「罪責」のみであって「心気」、「貧困」は取り上げないのでしょうか？　うつ病の三大微小妄想と言えば心気妄想、貧困妄想、罪責妄想ですが、妄想とまではいかなくとも、患者が罪責的（自責的）となると同じく心気的、貧困的となるのはよく経験するところです。項目(8)ですが、項目(5)で精神運動性制止という術語を使用しているのであれば、ここは思考制止という相応の術語を使うべきだと思います。その方が概念が明確になるからです。そのほかに、「うつ」の症候学というならば、頭重・頭部緊縛感・肩凝り、口渇・便秘・寝汗等の自律神経症状や味覚・嗅覚低下も、また各種症状の日内変動（Abend besser）もあげるべきでしょう。以上、私の眼から見ればうつ病（DSM-5）／大うつ病性障害の診断基準Aの症状項目は、全般的に平易な日常語で記されていて症状の同定が困難であり、細別すべき症状も細別されておらず大雑把であり、また欠かしてはならない症状も抜けておりと、一言で言えば粗雑で杜撰なのです。

DSM-5における強迫観念の定義

強迫観念は以下の(1)と(2)によって定義される。
(1) 繰り返される持続的な思考、衝動、またはイメージで、それは障害中の一時期には<u>侵入的</u>で不適切なものとして体験されており、たいていの人においてはそれは強い不安や苦痛の原因となる。（下線は筆者による）
(2) その人はその思考、衝動、またはイメージを無視したり抑え込もうとしたり、または何か他の思考や行動（例：強迫行為を行うなど）によって中和しようと試みる。

← 「侵入的intrusive」という表現は自生思考にこそ相応しく、これだと自生思考が強迫観念と誤認され、ひいては初期統合失調症が強迫性障害と誤診される。

スライド 26

強迫性と自生性の体験特性の比較

		強迫性	自生性
1	体験の感じられ方	…を考えず(せず)にはおられない（強迫的能動性）	…が勝手に出てくる（自生性）
	[営為に対する自己能動感]	あり	なし
2	重症化の方向性	強迫的能動性→自己能動性	自生性→第二自己能動性→自己被動性→他者能動性
3	体験による主体の苦痛	体験内容の不合理・無意味性	体験形式の自生性
4	体験に対する主体の構え	不合理・無意味な体験内容に対して抗争する	自生的な体験形式を抑圧しようとするか、もしくは受身的に翻弄される
5	体験の対象	単一・特定のテーマ（但し、変遷あり）	多岐・不特定の事象
6	出現の時間的様相	断続的に再現	断続的に新現

スライド 27

スライド26

スライド27

「ⅰ．精神病理学的には定義はないに等しい」の最後に例3としてDSM-5における強迫観念の定義を取り上げます。これまでの例1の「奇異な妄想」という症状名の明らかな誤り、例2の「うつ」の症候学の杜撰さは皆さんもすでに気付かれていたであろうと思いますし、私が話したことに十分に頷かれたことだろうと思います。しかし、これからお話しするDSMにおける強迫観念の定義の誤りについては初めて聞かれる方も多いでしょうし、またすぐには納得していただけない方もおられようかとも思います。細かなことを言うものだとお思いになるかもしれませんが、これからお話しすることは重箱の隅をつつくような、症状名の定義の誤りのたんなる指摘を超えて、臨床の実際における疾患の鑑別診断、具体的に述べますと強迫性障害なのか、それとも初期統合失調症なのかを診分ける上での決定的な鑑別点についての話です。

上段のスライド26に、DSM-5における強迫観念の定義とそれに対する私の批判をすでに示しておきました。スライドにありますようにDSMではある訴えを強迫観念と同定するには2つの要件が必要であるとされていますが、問題となりますのが「(1) 繰り返される持続的な思考、衝動、またはイメージで、それは障害中の一時期には<u>侵入的</u>で不適切なものとして体験されており、たいていの人においてはそれは強い不安や苦痛の原因となる」のうちの私が下線を引きました「侵入的」（原書ではintrusive）という文言です。それに対して私は「『侵入的』という表現は自生思考にこそ相応しく、これだと自生思考が強迫観念に、ひいては初期統合失調症が強迫性障害と誤診される」と批判いたしました。

以下、私がこのように批判しました訳を解説したいと思います。ご存知のように私は1990年に『初期分裂病』（星和書店）を上梓しまして、以後もその研究を続けておりますが、日常臨床の中で私からみれば明らかに初期統合失調症であるのに前医では強迫性障害と診断されていたという患者に時折遭遇いたします。何ゆえにそうした誤診が生じるのか。それは初期統合失調症の代表的な症状である自生思考が強迫観念に、また自生記憶想起や自生空想表象が強迫表象と誤認されているからでした。こうした誤りは文献上も認められまして、わが国における精神病理学の先達である村上仁先生の「精神分裂病と神経症との関連について」（村上仁『精神病理学論集Ⅰ』、p.119-141、みすず書房、1971）という御論文にも、また神経病理学者でもあり精神病理学でも大きな仕事をされた立津政順先生の「自我障害の一成起機序―精神分裂病の場合」（精神経誌 60:782-788,1956）という御論文にも同様の誤りが認められ、またBlankenburg, W. がその書『自明性の喪失―分裂病の現象学』（Blankenburg,W. : Der Verlust der natürlichen Selbstverständlichkeit ― Ein Beitrag zur Psychopathologie symptomarmer Schizophrenien. Ferdinand Enke Verlag, Stuttgart, 1971〈木村敏、岡本進、島弘嗣訳：みすず書房、1978〉）において対象とした、あの有名な症例アンネ・ラウが訴えた自生思考および自生記憶想起の症状同定においても、Blankenburgがそれらを最終的には各々思考促迫および表象促迫としたものの（「促迫」とは促され迫られたものとしても、あくまでも自己能動的な思考であり表象ですから、「自生」では

DSM-5における強迫観念の定義

強迫観念は以下の(1)と(2)によって定義される。
(1) 繰り返される持続的な思考、衝動、またはイメージで、それは障害中の一時期には<u>侵入的</u>で不適切なものとして体験されており、たいていの人においてはそれは強い不安や苦痛の原因となる。（下線は筆者による）
(2) その人はその思考、衝動、またはイメージを無視したり抑え込もうとしたり、または何か他の思考や行動（例：強迫行為を行うなど）によって中和しようと試みる。

← 「侵入的intrusive」という表現は自生思考にこそ相応しく、これだと自生思考が強迫観念と誤認され、ひいては初期統合失調症が強迫性障害と誤診される。

スライド26

強迫性と自生性の体験特性の比較

		強迫性	自生性
1	体験の感じられ方	…を考えず(せず)にはおられない（強迫的能動性）	…が勝手に出てくる（自生性）
	[営為に対する自己能動感]	あり	なし
2	重症化の方向性	強迫的能動性→自己能動性	自生性→第二自己能動性→自己被動性→他者能動性
3	体験による主体の苦痛	体験内容の不合理・無意味性	体験形式の自生性
4	体験に対する主体の構え	不合理・無意味な体験内容に対して抗争する	自生的な体験形式を抑圧しようとするか、もしくは受身的に翻弄される
5	体験の対象	単一・特定のテーマ（但し、変遷あり）	多岐・不特定の事象
6	出現の時間的様相	断続的に再現	断続的に新現

スライド27

ありません)、当初は強迫観念ではないかと疑ったという経緯もあります。このように、自生性という体験様式が知られていないと、また知られていたとしても（フランス精神医学ではde Clérambault,G. のAutomatisme mental〈精神自動症〉をあげるまでもなく、体験形式の自動性〈自生性〉はよく知られた概念であり、フランス精神医学を紹介された村上先生がご存知でないわけはないのです。事実、私が先にあげた文献でも「自生思考」の記載もあります）、自生体験が強迫体験に誤認されることは容易に起こりうるのです。

そうしたことを契機として、私は自生と強迫の体験様式の差異とその臨床的意義を考究しましたが、そこで得られた結論を表示したものが下段のスライド27に示しました「強迫性と自生性の体験特性の比較」です。

この表を説明いたしますが、強迫性と自生性は、1. 体験の感じられ方（関連して、営為に対する自己能動感の有無）、2. 重症化の方向性、3. 体験による主体の苦痛、4. 体験に対する主体の構え、5. 体験の対象、6. 出現の時間的様相の6点において区別されますが、これらのうちでもっとも重要で、かつ本項の議論とも関連するのは「1. 体験の感じられ方」でして、一方の強迫性は「…を考えず（せず）にはおられない」という強迫的能動性（強いられ迫られたものとしても自己能動的です）であり、営為に対する自己能動感はありということになります。他方の自生性は「…が勝手に出てくる」という自生性（自己は能動的でも被動的でもなく、いわば中立的です）であり、営為に対する自己能動感はなしということになり、両者は二律背反的な体験特性なのです。

さて、DSMの強迫観念の定義にある「侵入的」という文言の問題点に戻りますが、強迫性における「…を考えず（せず）にはおられない」と自生性における「…が勝手に出てくる」とを対比しつつ考えてほしいのですが、「侵入的」という文言はどちらの体験の感じられ方に近いとお思いでしょうか？　侵入とは、例えば「賊が家に侵入した」と使いますように、何かが外から内に入ってくることを意味しておりまして、この点では自生性における「…が勝手に出てくる」、少し言葉を補いますが「…が勝手に心の内に出てくる」とはピッタリとは重なりませんが、「…が勝手に心の内に出てくる」は「…が勝手に心の外から心の内に入ってくる」とも表現できるわけでして、そうなるとまさに侵入ということになります。いずれにしろ、自己は体験に対してはまったく被動的立場に置かれているのです。一方の強迫性は、「…を考えず（せず）にはおられない」と、これは強いられ迫られたものとしても自己能動的であって、侵入という文言は到底そぐわないのです。つまり、「侵入的」という文言はおおよそのところ体験の自生性を指し示しているのであって、強迫観念の定義としては誤っているのです。

以上述べました定義の誤りの結果として、実際の臨床で自生思考が強迫観念と誤認され、ひいては初期統合失調症が強迫性障害と誤診され、結果として幻覚妄想状態等の顕在発症をむざむざと許してしまうという、取り返しのつかない大誤診が生じるのです。

【DSM-5における統合失調症の診断基準A】

以下のうち2つ（またはそれ以上）、おのおのが1ヵ月間（または治療が成功した際にはより短い期間）ほとんどいつも存在する。これらのうち少なくとも1つは(1)か(2)か(3)である。

- 急性期の幻覚妄想状態
- 急性期の緊張病状態
- 慢性期の知情意減弱状態

(1) 妄想
(2) 幻覚
(3) まとまりのない発語（例：頻繁な脱線または滅裂）
(4) ひどくまとまりのない、または緊張病性の行動
(5) 陰性症状（すなわち感情の平板化、意欲欠如）

統合失調症のさまざまな病期、状態像が診断されえようが、逆に言えば(1)〜(5)の組み合わせ全体はいかなる病期をも、いかなる状態像をも特定化するものではない、すなわち無構造である。

スライド 28

スライド28

「①症状学の欠如」の「ⅰ. 精神病理学的には定義はないに等しい」について、例を3つも挙げて長々と話してまいりましたが、話を進めまして次は「①症状学の欠如」の「ⅱ. 臨床的（病期や状態像）には無構造である」の議論に入ります。

　この議論は簡単です。スライド28にはDSM-5における統合失調症の診断基準Aを掲げましたが、ここには(1)妄想、(2)幻覚、(3)まとまりのない発語（例：頻繁な脱線または滅裂）、(4)ひどくまとまりのない、または緊張病性の行動、(5)陰性症状（すなわち感情の平板化、意欲欠如）の5種の症状項目があげられ、診断にあたっては上記5項目のうち、2つ（またはそれ以上）、おのおのが1ヵ月間（または治療が成功した際にはより短い期間）ほとんどいつも存在し、これらのうち少なくとも1つは(1)か(2)か(3)である旨が記載されています。要は(1)か(2)か(3)の1項目以上を含めて、全体で2項目以上あれば統合失調症と診断できるとしているのです。そうなると種々の組み合わせが可能となり、例えば(1)+(2)で急性期の幻覚妄想状態が、(3)+(4)で急性期の緊張病状態が、(3)+(5)で慢性期の知情意減弱状態が診断できることになって、統合失調症のさまざまな病期、状態像が診断されえましょうが、逆に言えば(1)～(5)の組み合わせ全体はいかなる病期をも、いかなる状態像をも特定化するものではなく、すなわち無構造であるのです。状態像ごとの、あるいはせめて病期ごとの症状項目が挙げられているのならば、統合失調症の状態像あるいは病期をいくぶんかは体得できるでしょうが、DSMのごとく、あらゆる病期、あらゆる状態像を含んだ無構造な診断基準にしたがうかぎりは、'群盲象を撫でる'の諺どおりに、いつまで経っても統合失調症の全体像を体得することはできないでしょう。

【DSM-5における統合失調症の診断基準A】

以下のうち2つ(またはそれ以上)、おのおのが1ヵ月間(または治療が成功した際にはより短い期間)ほとんどいつも存在する。これらのうち少なくとも1つは(1)か(2)か(3)である。
  (1) 妄想
  (2) 幻覚
  (3) まとまりのない発語(例:頻繁な脱線または減裂)
  (4) ひどくまとまりのない、または緊張病性の行動
  (5) 陰性症状(すなわち感情の平板化、意欲欠如)

① 5項目のうち、(1)、(2)、(3)含む、どの2項目(ないしそれ以上)の存在でも診断できるとされており、その点でこの5項目は基本的に独立・同格であるが、この独立・同格性の根拠は示されていない。
② 2項目のうち、少なくとも1つは(1)、(2)、(3)であることが必要である、すなわちこの3種は「格上」とされているのであるが、その根拠は示されていない。
③ DSM-Ⅲ～DSM-Ⅳ-TRまでは「奇異な妄想」が「超格上」とされていたが、その根拠は示されてはいなかった。

スライド29

スライド29

続いて「①症状学の欠如」の「ⅲ．診断学的には根拠なしに独立・同格とされている」をお話しします。この議論も簡単です。

スライド29には再びDSM-5における統合失調症の診断基準Aを掲げましたが、各々の症状の独立・同格性に関して、私は次の3点の批判を行いたいと思います。その1は、5項目のうち、⑴、⑵、⑶を含む、どの2項目（ないしそれ以上）の存在でも診断できるとされており、その点でこの5項目は基本的に独立・同格なのですが、この独立・同格性の根拠は示されていません。その2は、2項目のうち、少なくとも1つは⑴、⑵、⑶であることが必要である、すなわちこの3種は「格上」とされているのですが、その根拠は示されていません。その3は、DSM-Ⅲ〜DSM-Ⅳ-TRまでは「奇異な妄想」が「超格上」とされていましたが、その根拠は示されてはいませんでした。

議論が後先になりましたが、症状の「独立・同格性」について解説しておきます。DSMでは統合失調症の診断は診断基準Aの5項目中2項目以上と、すなわち量的基準、もっと明確に言えば有症状個数によって与えられますが（これは統合失調症にかぎりません）、そうであるならば各々の症状はその他の症状とは関連のないものであるという独立性の保証と、併せて各々の症状、例えば症状aと症状bとを診断学上、同じ1個と計上して良いという同格性の保証がなければなりません。しかし、DSMではこの症状の独立・同格性については何の議論もされていないのです。これはDSMでは後に述べますように成因論を棚上げし、したがって症状形成機序も問うていないのですから当然と言えば当然なのですが。

これに対する批判として好個の例を1つ挙げておきます。それは、本項の「ⅰ．精神病理学的には定義はないに等しい」の例1として挙げました「奇異な妄想」です。私は旧来の記述現象学の立場からこの「奇異な妄想」の主たる部分が「自我障害」であることを指摘し、それに続いて私の状況意味失認－内因反応仮説からは「自我障害」はどう理解されるのかを論じました。その結論は、先のスライド23ならびにその解説でお示ししましたように、「自我障害」、ということはDSMの「奇異な妄想」ですが、それは〈背景思考の聴覚化〉における、自生思考に始まり幻声（明瞭－外界型）へと至る症状形成過程の中間段階の症状である、つまり幻声（幻聴）と同系列の症状であり、なおかつ幻声になる前の未完成な症状であるということでした。この結論を症状の独立・同格性に引き戻して考えますならば、「奇異な妄想」は幻聴（DSM-Ⅲの症状項目で言いますと、「⑷幻聴で、ある声が患者の行動や考えを逐一説明するものや、2つ以上の声が互いに会話しているもの」、「⑸何度もおこる幻聴で、その内容は気分の抑うつや高揚とはっきりとした関係がなく、1、2語より多いようなもの」）とは独立した症状とは看做せないという独立性の否定と、幻聴の未完成な形態ですから幻聴とは同じ扱いにはできないという同格性の否定でした。DSMの症状項目の独立・同格性を否定する典型的な1例をあげましたが、統合失調症の他の症状項目も、また統合失調症にかぎらず他の疾患においても、列記されている症状項目の独立・同格性を保証する根拠は一切示されていないのです。

症状学の欠如は何をもたらすか？

　診断基準Aは精神病理学的には定義はないに等しく、臨床的(病期や状態像)には無構造であり、診断学的には根拠なしに独立・同格とされている複数の症状の集合体にすぎず、したがってそうした診断基準にしたがって得られたDSM診断名が当該の疾患を指し示しているという妥当性validityはきわめて危ういのであり、またそうしたDSM診断基準を用いているかぎり、いくら症例を積み重ねても臨床の実際に有用な疾患概念を体得することはできない。

スライド30

スライド30

　以上、DSMにおける各々の診断基準Aに掲げられている複数の症状は、ⅰ．精神病理学的には定義はないに等しい、ⅱ．臨床的（病期や状態像）には無構造である、ⅲ．診断学的には根拠なしに独立・同格とされている、と3点にわたって批判してきました。私が精神病理学を専攻している関係でⅰについての論述が長くなり、また統合失調症の臨床を専門領域としている関係で統合失調症の診断基準を例として取り上げることが多くなりましたが、各々の批判はDSMの診断基準全般に通じるものなのです。

　本項の最後に、「①症状学の欠如」にまとめを与えますと、スライド30「症状学の欠如は何をもたらすか？」にありますように、「診断基準Aは精神病理学的には定義はないに等しく、臨床的（病期や状態像）には無構造であり、診断学的には根拠なしに独立・同格とされている複数の症状の集合体にすぎず、したがってそうした診断基準にしたがって得られたDSM診断名が当該の疾患を指し示しているという妥当性validityはきわめて危ういのであり、またそうしたDSM診断基準を用いているかぎり、いくら症例を積み重ねても臨床の実際に有用な疾患概念を体得することはできない」となります。

DSMによる疾患診断は症状同定と症状数算定との二重の二者択一からなる択一式の診断方式に拠っている

1. 症 状 同 定： 各々の障害の診断基準Aに掲げられた個々の症状が「有る」か「無い」かという二者択一
2. 症状数算定： 1の手続きを経た上で「有る」と同定された症状の数が「X 個以上」か「X 個未満」かという二者択一

スライド 31

②択一式の診断方式

スライド31

「(2) 考えない」の「②択一式の診断方式」の議論に入ります。

スライド31は「DSMによる疾患診断は症状同定と症状数算定との二重の二者択一からなる択一式の診断方式に拠っている」と名付けましたが、ここで「択一式」という言葉を用いましたのは、旧来の精神科臨床診断のあり方を「記述式」と称するならば、DSMのそれはそう呼ぶのが相応しいと考えられたからです。

この択一式の診断方式は症状同定と症状数算定との二重の二者択一からなっています。1番目の二者択一は症状同定でして、各々の障害の診断基準Aに掲げられた個々の症状が「有る」か「無い」かというものです。2番目の二者択一は症状数算定でして、1番目の症状同定の手続きを経た上で「有る」と同定された症状の数が「X個以上」か「X個未満」かというものです。

1番目の症状同定、これはその「症状同定」という言葉だけを取り上げますならば精神科臨床診断において基本的なことでして、当該の患者にどのような症状が認められるか否かは記述式でももちろん必須のことですが、認められるか否かを検討する症状は患者との面接の中で自ずと浮かび上がってくるものです。一方、DSM診断では「有る」か「無い」かを検討する症状があらかじめ定められ、呈示されているのです。したがって、患者との面接はともすると診断基準Aで呈示されている症状の有無をチェックするという、さながら症状チェックリストを追っていくような不自然な形となってまいります。ここに同じく「症状同定」という言葉を使いましたが、記述式の旧来診断と択一式のDSM診断とではそれはまったく異なっているのです。

2番目の症状数算定、これは記述式ではもちろんのこと行わず、症状同定を経て次に行われるのは、得られた複数の症状の症状布置 constellation of symptoms（何が原発症状で何が続発症状であるのか、加えてその続発はどのような機制によるものかという、複数の症状の構造化）を考え、また観察された表出も併せ考えながら状態像を確定することですが、DSM診断では診断名を確定するには症状数がある一定数以上なければならないのですから、当然のことながら症状の数を数えることになるのです。実際に若い医師が患者と面接しながら診察机の下で「有る」と判断した症状の数を指折り数えているというのはよく聞く話です。

なお、私がこの択一式の診断方式を最初に論じました論文では、症状同定を症状択一、症状数算定を障害択一と呼んでいましたが、この言葉だと誤解が生じると考え直して、本発表ではより具体的に症状同定、症状数算定へと改めました。

症状同定

　ある症状が「有る」か「無い」かはそうそう簡単に決められるものではない。Overinclusion あるいは underinclusion は容易に起こりうるが、それは論外としても、そもそも症候学的に同定しがたい症状がある。

例）
加害性を内容とする自我親和的・妄想様反復観念（略称：加害性反復観念）

スライド 32

筆者による妄想の定義

　妄想 delusion, Wahn とは「迷妄の想念」であり、それは思考ないし判断の障害としての一次性観念形成の誤謬性を意味しているが、その誤謬性は「まったく有り得ない」こととして絶対的に否定しえるものではなく、「おおよそ有り得そうなことではない」という蓋然性 probability のレベルでの判断であり、したがって妄想とは、第3者にあっては「おおよそ有り得そうなことではない」という蓋然性の低い判断が当該者にあっては「十分に有り得ることである」という蓋然性の高い判断となっていること、すなわち蓋然度の逆転した判断のことをいう。その誤謬が蓋然性の判断の差である以上、第3者にあっても完全には否定しえず、当該者にあっては訂正不能となる。

スライド 33

スライド32
スライド33

　先のスライド31にて、症状同定と症状数算定を説明し、すでに若干ながら問題点を挙げておきました。以下、スライド32〜35で症状同定の、スライド36〜37で症状数算定の一層の問題点をお示しします。

　まず症状同定の問題点ですが、上段のスライド32に示しましたように、ある症状が「有る」か「無い」かはそうそう簡単に決められるものではなく、overinclusion あるいは underinclusion は容易に起こりえますが、それは論外としても、そもそも症候学的に同定しがたい症状があるのです。そうした例は日常茶飯的に数多く経験しますが、そうした典型例を1例のみ、自験例からあげてみます。それは加害性を内容とする自我親和的・妄想様反復観念（略称：加害性反復観念）と私が名付けた症状です（以後の議論においては略称を用いさせていただきます）。

　下段のスライド33には私の考える妄想の定義を掲げましたが、それというのも、いま述べました加害性反復観念はそれを妄想と看做していいかどうかで私が判断に迷った例だからであり、その判断にあたっての基準として妄想の定義を明確にしておく必要があったからです。なお、先にスライド20〜22において「奇異な妄想」を批判した際に、DSMの定義を「DSM-Ⅲのそれは不十分な形での妄想の定義にすぎず〈中略〉、またDSM-Ⅲ-Rのそれは妄想の定義ですらなく」と私が断罪しましたのは、旧来の記述現象学における妄想の定義、それは「訂正不能な判断の誤り」という諏訪望先生の定義に集約されていますように判断の誤謬性と訂正不能性の2つを不可欠な要件としていますが、その観点からのものでした。しかし、スライド33は、その旧来の妄想の定義を踏まえつつ、判断の誤謬性は絶対的 absolutely にそうだと言えるものではなく、あくまでも蓋然的 probably にそうと言えるだけのものであるということを考慮して、さらに私が発展させた定義です。読み上げます。

　「妄想 delusion, Wahn とは『迷妄の想念』であり、それは思考ないし判断の障害としての一次性観念形成の誤謬性を意味しているが、その誤謬性は『まったく有り得ない』こととして絶対的に否定しえるものではなく、『おおよそ有り得そうなことではない』という蓋然性 probability のレベルでの判断であり、したがって妄想とは、第3者にあっては『おおよそ有り得そうなことではない』という蓋然性の低い判断が当該者にあっては『十分に有り得ることである』という蓋然性の高い判断となっていること、すなわち蓋然度の逆転した判断のことをいう。その誤謬が蓋然性の判断の差である以上、第3者にあっても完全には否定しえず、当該者にあっては訂正不能となる」。

加害性を内容とする自我親和的・妄想様反復観念
（略称：加害性反復観念）

【定義】
　自分の発言や行為によって「他人が死んだ・自殺した」、「他人を殺した」という内容の、その不合理性の認識に乏しい観念を繰り返し自己能動的に考え、そのことに苦しみ続けるか、周囲にその否定を求め続ける体験

【陳述例】
- 数日前に思い出したことであるが、大学1年の時に同学年にAさんという30歳過ぎの変わった人がいて、ある日離れた所で友人とそのAさんのことを話して笑った。その後、Aさんは退学して、いまはどうしているか消息不明だが、自分が笑ったのが聞こえていて、それを苦にして自殺したのではないか。
- 1年くらい前のことだが、大学の休み時間に3階の外階段で友人と話していて、その時に自分が手に持っていた小石を放り投げたが、それがだいぶ離れてはいたが道路を歩いていた人に当たって、その人が死んだのではないか。

スライド34

強迫観念と妄想との対比で見た加害性反復観念の体験特性

		強迫観念	加害性反復観念	妄想
1	体験の感じられ方	自我違和的	自我親和的	自我親和的
		…を考えずにはおられない（強迫的能動性）	…と自分が考える（自己能動性）	…としか考えられない（不可避的能動性）
	［営為に対する自己能動感］	あり	あり	あり
2	重症化の方向性	強迫的能動性→自己能動性	自己能動性→自生性→他者能動性	
3	体験による主体の苦痛	体験内容の不合理・無意味性	体験内容そのもの	体験内容そのもの
4	体験に対する主体の構え	不合理・無意味な体験内容に対して抗争する	苦しみ続けるか、周囲に否定を求め続ける	苦しみ続ける
5	体験の対象	単一・特定のテーマ（但し、変遷あり）	単一・特定のテーマ（但し、変遷あり）	多岐・不特定の事象
6	出現の時間的様相	断続的に再現	断続的に再現	持続的
7	病識	あり	なし	なし

スライド35

スライド 34
スライド 35

　では、症候学的に同定しがたい症状の1例として取り上げることにしました加害性反復観念を説明します（中安信夫：加害性を内容とする自我親和的・妄想様反復観念〈略称：加害性反復観念〉—統合失調症と強迫神経症の境界領域をめぐって．最新精神医学 14: 231-243, 2009）。

　上段のスライド 34 に定義と陳述例を掲げましたが、この陳述を行った症例は初診時 18 歳、大学1年生の男性で、病歴の概略を述べますと中学1年生〜高校3年生時に典型的な強迫観念（高校3年生時に若干の初期統合失調症症状もあり）を呈しましたが、高校3年生時のある時期を境に思考不全感を中核とする内因性若年-無力性不全症候群が病像の前景を占めるようになり、それを苦にして当方へ初診。内因性若年-無力性不全症候群が前景化した初期統合失調症との診断のもとに治療を開始し、これといった改善もないままに経過していましたが、初診後2年7ヵ月にして急激に思考不全感と入れ替わる形でここで述べる加害性反復観念を訴え始めました。

　それでは、この加害性反復観念とはいかなるものか、まずは陳述例から始めます。この症例では日常生活のありとあらゆることがこの症状の対象となりましたが、ここではその2つのみを掲げておきます。1つは「数日前に思い出したことであるが、大学1年の時に同学年にAさんという30歳過ぎの変わった人がいて、ある日離れた所で友人とそのAさんのことを話して笑った。その後、Aさんは退学して、いまはどうしているか消息不明だが、自分が笑ったのが聞こえていて、それを苦にして自殺したのではないか」で、他の1つは「1年くらい前のことだが、大学の休み時間に3階の外階段で友人と話していて、その時に自分が手に持っていた小石を放り投げたが、それがだいぶ離れてはいたが道路を歩いていた人に当たって、その人が死んだのではないか」です。

　そして、多くのこうした陳述から私はこの加害性反復観念を「自分の発言や行為によって『他人が死んだ・自殺した』、『他人を殺した』という内容の、その不合理性の認識に乏しい観念を繰り返し自己能動的に考え、そのことに苦しみ続けるか、周囲にその否定を求め続ける体験」と定義づけました。

　さて、この体験は症候学的にどのように位置づけられるでしょうか。私は長い間、この症状を妄想と呼ぶべきなのか、それとも強迫観念と呼ぶべきなのかと迷いに迷ってまいりました。それと言うのも、一方では例にありますように患者が苦しんでいる「自分が笑ったのが聞こえていて、それを苦にして自殺した」とか「小石を放り投げたが、それが〈中略〉人に当たって、その人が死んだ」とかは常識的には考えられないことで、すなわち蓋然性の低い判断ですが、当の患者自身はそうしたこともあり得る、実際にそうだったのではないかと、すなわち蓋然性の高いものとして真剣に苦しみ、筆者や家族があり得ないこととしてどんなに説明しても納得はしなかったからで、この点では妄想的でしたが、他方においてはその観念は「（自殺した）のではないか」とか「（死んだ）のではないか」というようにあくまでも疑念であって確

加害性を内容とする自我親和的・妄想様反復観念
（略称：加害性反復観念）

【定義】
　自分の発言や行為によって「他人が死んだ・自殺した」、「他人を殺した」という内容の、その不合理性の認識に乏しい観念を繰り返し自己能動的に考え、そのことに苦しみ続けるか、周囲にその否定を求め続ける体験

【陳述例】
- 数日前に思い出したことであるが、大学1年の時に同学年にAさんという30歳過ぎの変わった人がいて、ある日離れた所で友人とそのAさんのことを話して笑った。その後、Aさんは退学して、いまはどうしているか消息不明だが、自分が笑ったのが聞こえていて、それを苦にして自殺したのではないか。
- 1年くらい前のことだが、大学の休み時間に3階の外階段で友人と話していて、その時に自分が手に持っていた小石を放り投げたが、それがだいぶ離れてはいたが道路を歩いていた人に当たって、その人が死んだのではないか。

スライド 34

強迫観念と妄想との対比で見た加害性反復観念の体験特性

		強迫観念	加害性反復観念	妄想
1	体験の感じられ方	自我違和的	自我親和的	自我親和的
		…を考えずにはおられない（強迫的能動性）	…と自分が考える（自己能動性）	…としか考えられない（不可避的能動性）
	[営為に対する自己能動感]	あり	あり	あり
2	重症化の方向性	強迫的能動性→自己能動性	自己能動性→自生性→他者能動性	
3	体験による主体の苦痛	体験内容の不合理・無意味性	体験内容そのもの	体験内容そのもの
4	体験に対する主体の構え	不合理・無意味な体験内容に対して抗争する	苦しみ続けるか、周囲に否定を求め続ける	苦しみ続ける
5	体験の対象	単一・特定のテーマ（但し、変遷あり）	単一・特定のテーマ（但し、変遷あり）	多岐・不特定の事象
6	出現の時間的様相	断続的に再現	断続的に再現	持続的
7	病識	あり	なし	なし

スライド 35

信ではなく、また筆者や家族の説明で一時的には気が休まっても、そのうちにまた同じことを繰り返し訴えるというように再現性があったからで、この点では強迫的であったからです。そこで私は、先にスライド27でお示ししました「強迫性と自生性の体験特性の比較」にならって、強迫観念と加害性反復観念と妄想の3者を7つの特性に関して比較し、解析してみました。それが下段のスライド35「強迫観念と妄想との対比で見た加害性反復観念の体験特性」です。

　ここで比較した7つの特性とは、1. 体験の感じられ方（先のスライド27に加えて自我親和的か自我違和的かも区別しています）、2. 重症化の方向性、3. 体験による主体の苦痛、4. 体験に対する主体の構え、5. 体験の対象、6. 出現の時間的様相、さらに7. 病識の7点です。強迫観念と加害性反復観念との間、および加害性反復観念と妄想との間で共通な箇所に網掛けしましたが、強迫観念と加害性反復観念は体験の対象、出現時間の様相の2点で共通しており、加害性反復観念と妄想とは体験の感じられ方においてともに自我親和的であること、および体験による主体の苦痛、病識の3点で共通していました。以上のごとく、こうした解析を通してみても、加害性反復観念は強迫観念の特性も、また妄想の特性も併せ持ったものであり、それらのどちらか一方に属せしめる体験でないことが明らかになったのです。そして、それゆえに私は、もうすでに名称を与えて説明してきましたが、この体験を強迫観念にも妄想にもカテゴリー化できない別の症状と判断して「加害性を内容とする自我親和的・妄想様反復観念（略称：加害性反復観念）」と呼んだのです。

　加害性反復観念の説明がいささか長くなりましたが、それが本項の目的ではありません。あくまでも、臨床の実際においては症候学的に同定しがたい症状がある、その1つの例としてあげたのでして、DSM診断基準に拠るかぎり、この症状の取り扱いには苦慮せざるをえません。強迫観念に属させしめて強迫性障害と診断することも、また妄想に属させしめて統合失調症とか妄想性障害と診断することも、強引にすぎて結局は誤診となってしまうのです。

　最後に、陳述例を与えた症例に戻りますと、本症例は各種の大量の抗精神病薬、抗うつ薬、抗不安薬、さらにはECTも無効でこの加害性反復観念が持続していましたが、その出現の4年3ヶ月後、少量のaripiprazoleの付加で劇的な改善が認められました。なお、私の最終診断は初期統合失調症（変異型）でした。

症状数算定
← 1) 診断基準においてX個をカットオフポイントとする妥当性はない

DSM-ⅢからDSM-5までの統合失調症の診断基準Aの変遷

Ⅲ		Ⅲ-R		Ⅳ		Ⅳ-TR		5	
奇異な妄想＊	●	奇異な妄想	●	妄想	＊○	妄想	＊○	妄想	○
身体妄想、誇大妄想、宗教妄想、虚無妄想		妄想	○						
被害妄想ないし嫉妬妄想＋幻覚		著明な幻覚	○						
幻聴（①行為言評性、②対話傍聴性）＊＊	●	著明な幻聴（①気分に関係しない、②行為言評性、③対話傍聴性）	●	幻覚	＊＊○	幻覚	＊＊○	幻覚	○
気分と無関係の、1～2語以上の頻回の幻聴									
滅裂、著しい連合弛緩、著しい非論理的、あるいはきわめて貧困な思考＋(a)鈍麻・平板化・不適切な感情、(b)妄想または幻覚、(c)緊張病性またはひどくまとまりのない行動の少なくと1つ	●	滅裂または著しい連合弛緩	○	解体した会話	○	解体した会話	○	解体した会話	○
		緊張病性の行動	○	ひどく解体した、または緊張病性の行動	○	ひどく解体した、または緊張病性の行動	○	ひどく解体した、または緊張病性の行動	○
		平板化した、またはひどく不適切な感情	○	陰性症状（①感情の平板化、②思考の貧困、③意欲の欠如）	○	陰性症状（①感情の平板化、②思考の貧困、③意欲の欠如）	○	陰性症状（①感情の平板化、②意欲の欠如）	○

●は1項目で、○は2項目で診断可能、＊、＊＊は項目としては存在せず、妄想、幻覚の付帯事項としてあり。

スライド 36

スライド 36

　次いで症状数算定についてですが、これには2つの問題点があります。まず第1の問題点として「診断基準においてX個をカットオフポイントとする妥当性はない」を指摘したいと思います。

　スライド36をご覧ください。1例としてDSM-ⅢからDSM-5までの統合失調症の診断基準Aの変遷ぶりを取り上げますが、この表を作るのにはだいぶ苦労しました。それと言うのも、DSM-ⅣからDSM-5にかけては症状項目に変化はほとんどないのですが、DSM-ⅢからDSM-Ⅲ-Rへ、さらにDSM-Ⅳへかけては、その間はたかだか14年ですが、症状項目が次々と変わっていったからです。

　この表を説明いたしますと、DSM-Ⅲでは症状項目は基本的に6項目あり（表の症状項目の記載は私が要約したものです）、そのうち妄想が2項目、幻聴が2項目、妄想と幻覚の複合体が1項目あり、それと最後の1項目は「滅裂、著しい連合弛緩、著しい非論理的、あるいは極めて貧困な思考＋(a)鈍麻・平板化・不適切な感情、(b)妄想または幻覚、(c)緊張病性またはひどくまとまりのない行動の少なくとも1つ」としてあります。DSM信奉者であってもなかなか覚えきれないほど複雑なのですが、DSM-Ⅲではこれら6項目のうち1項目でもあれば診断してよいとなっていますから詳しくせざるをえなかったのだろうと思います。ところが、DSM-Ⅲ-Rになりますと、「奇異な妄想」は別にしてDSM-Ⅲでは身体妄想、誇大妄想、宗教妄想、虚無妄想、被害妄想、嫉妬妄想（後2者は「妄想と幻覚の複合体」の中の症状）というように具体的に症状名が挙げられて細別されていた妄想群はただ妄想と一括されており、また幻覚はDSM-Ⅲの2項目が1項目へと統合されて「著明な幻聴（①気分に関係しない、②行為言評性、③対話傍聴性）」になるとともに、一方で妄想と幻覚の複合体の幻覚部分が独立して「著明な幻覚」という名称で新たに1項目が追加され、結局同じく2項目となり、またDSM-Ⅲで「滅裂、著しい連合弛緩、著しい非論理的、あるいは極めて貧困な思考＋(a)鈍麻・平板化・不適切な感情、(b)妄想または幻覚、(c)緊張病性またはひどくまとまりのない行動の少なくとも1つ」としてあった症状項目は、「滅裂または著しい連合弛緩」、「緊張病性の行動」、「平板化した、またはひどく不適切な感情」へと分割されて3つの症状項目となっています。さらにDSM-Ⅳとなると「奇異な妄想」と「妄想」の2項目の妄想は1項目へ統合され、また2項目の幻覚も1項目へ統合されて、各々ごくあっさりと「妄想」および「幻覚」の1項目ずつとなり、他方で残り3項目のうち「緊張病性の行動」は「ひどく解体した、または緊張病性の行動」として残ったものの、「滅裂または著しい連合弛緩」と「平板化した、またはひどく不適切な感情」は感情の平板化、思考の貧困、意欲の欠如と記されて「陰性症状」として一括されており、どういうわけか、私としては思考の貧困として「陰性症状」に含めてもいいと思われる「解体した会話」のみは独立した1項目となっています。DSM-Ⅳ以降ほとんど変化はありませんが、DSM-5となりますと、いま述べました陰性症状中の「思考の貧困」は解体した会話に含まれたものか、「陰性症状」から削除されています。なお、表中の●は1項目だけで

症状数算定

← 1）診断基準においてX個をカットオフポイントとする妥当性はない

DSM-ⅢからDSM-5までの統合失調症の診断基準Aの変遷

Ⅲ		Ⅲ-R		Ⅳ		Ⅳ-TR		5	
奇異な妄想＊		奇異な妄想	●	妄想	＊ ○		＊ ○	妄想	○
身体妄想、誇大妄想、宗教妄想、虚無妄想		妄想	○						
被害妄想ないし嫉妬妄想＋幻覚	●	著明な幻覚	○						
幻聴（①行為言評性、②対話傍聴性）＊＊	●	著明な幻聴（①気分に関係しない、②行為言評性、③対話傍聴性）	●	幻覚	＊＊ ○		＊＊ ○	幻覚	○
気分と無関係の、1～2語以上の頻回の幻聴	●								
滅裂、著しい連合弛緩、著しい非論理的、あるいはきわめて貧困な思考＋(a)鈍麻・平板化・不適切な感情、(b)妄想または幻覚、(c)緊張病性またはひどくまとまりのない行動の少なくと1つ	●	滅裂または著しい連合弛緩	○	解体した会話	○		○	解体した会話	○
		緊張病性の行動	○	ひどく解体した、または緊張病性の行動	○		○	ひどく解体した、または緊張病性の行動	○
		平板化した、またはひどく不適切な感情	○	陰性症状（①感情の平板化、②思考の貧困、③意欲の欠如）	○		○	陰性症状（①感情の平板化、②意欲の欠如）	○

●は1項目で、○は2項目で診断可能、＊、＊＊は項目としては存在せず、妄想、幻覚の付帯事項としてあり。

スライド 36

診断できるとされた項目であり、○は2項目以上が必要とされた項目であり、＊と＊＊は全体として2項目が必要とされる中にあって、この項目があれば1項目でも診断が可能とされたものです。

　以上見ての通り、DSM-ⅢからDSM-5までの統合失調症の診断基準Aの変遷はまさに朝令暮改的、猫の目的改変ですが、いったいぜんたいこうした改変はどのような科学的根拠に基づいて行われたと言うのでしょうか。作成者たちは何らかの理由を言うでしょうが、こうした変遷ぶりを知るだけでもその理由は理由たりえないものであると思わざるをえず、統合失調症の診断基準にかぎらず、あらゆる精神疾患についても「診断基準においてX個をカットオフポイントとする妥当性はない」と断言できると思います。

　なお、私のDSM批判はもっぱら臨床的観点からのものですが、研究面においては各々の研究者が別々の診断基準を用いているかぎり研究データは比較しようがないというのがDSM作成者たちの言い分でした。しかし、こうもくるくると変わると、その時点その時点では研究者間で同じ対象群を選択しているという点で比較は出来るでしょうが、常に最新の診断基準を用いようとするかぎりにおいては同じ研究者であっても数年も経つと（DSM-ⅢからDSM-Ⅲ-Rまで7年、DSM-Ⅲ-RからDSM-Ⅳまで7年、DSM-ⅣからDSM-Ⅳ-TRまで6年です）、前のデータを反古にしなければならなくなってしまいます。それと言うのも、診断基準が変わっているのですから、当然当該の対象群もピッタリと同じではなく、変わっているからです。DSM作成者もこういうことは当然わかっているのでしょうが、はたしてそれでもなお診断基準をいじくり回すとは、いったいぜんたい何を考えているのでしょうか。

← 2)「X個以上」の内容は問われない

例）診断者Aと診断者Bがともに、X個以上という診断基準は満たしているがゆえに患者をZ障害と診断し、そしてその診断名が正鵠を射たものであるとしても、その内容（満たすとされた症状項目）が異なる場合もある。回答のプロセスを問わず、結果のみを問題にするかぎりにおいてはオーライなのであるが、はたしてこうした正答ならびに診断の一致は臨床的に有用なものと言えるのか？

　薬物療法はいまだ対症療法であって、同定された症状が異なる場合には薬物選択が異なることもありうる。また、診断から得られる治療方針が大枠のところで間違いがないとしても、その後の経過観察において注目する症状の焦点が異なってきて、治療効果判定において誤ることも起こりうる。

スライド 37

スライド37

　次いで第2の問題点として「『X個以上』の内容は問われない」を指摘したいと思います。

　これは症例検討会の席上でまま経験することですが（とは言っても、私は以下のような「診断基準適用検討会」とでも言うべき症例検討会には出席しませんが）、診断者Aと診断者Bがともに DSM 診断基準を用いて、X個以上という診断基準を満たしているがゆえに患者をZ障害と診断し、そしてその診断名が正鵠を射たものであるとしても、その内容、すなわち満たすとされた症状項目が異なる場合はよくあることです。回答のプロセスを問わず、結果のみを問題にするかぎりにおいてはオーライなのですが、はたしてこうした正答ならびに診断の一致は臨床的に有用なものと言えるのでしょうか？　私は断じてそうではないと考えます。それと申しますのは、現今の治療において中心的役割を果たしている薬物療法はいまだ対症療法にすぎないのであって、同定された症状が異なる場合には薬物選択が異なることもありえますし、また診断から得られる治療方針が大枠のところで間違いがないとしても、その後の経過観察において注目する症状の焦点が異なってきて、治療効果判定において誤ることも起こりうるからです。

　要は DSM では、そうと診断した内容は問われずに、診断名という結果だけが問題にされるのです。その昔、医学生だった頃を思い出してみますに、私はあまり勉強に身が入らず劣等生でしたので、試験で「○○について知るところを記せ」というような記述式の問題が出されるとお手上げでしたが、「以下のうち、○○の記載として正しいものを3つ選べ」というような選択式の問題だとそこそこの点数は取れていました。それというのも、記述式に比べると選択式の解答というのは自分が持っている知識がいい加減であっても正解を得ることが出来るからです。それと同じことで、DSM 診断なるものは患者の個々の体験に対する正確な症状同定が出来ていなくても、診断基準としてあらかじめ与えられている症状項目のチェックは可能であって、個々には間違えながらも全体としては「X個以上」という項目数を数え上げることはできるからです。

Comorbidity とは？

co- ： 共に（同時に）
morbidity ： 病むこと
↓
comorbidity ： 同時に病むこと（疾患併存）
↓
診断学的には重複診断も可能

- Feinstein,A.R.〈Yale大学内科・疫学教授〉(1970)：死因統計に際して疫学の立場から提唱
- Burke,J.D.(1990)による包括的定義：複数の特定の障害が同一の人にある特定の期間に存在すること

　上述の定義にある「複数の特定の障害」は疾患領域が限定されたものではなく、したがってcomorbidityの概念ならびに定義自体は臨床の実際に適った、いわば中立的なものと判断される。

スライド38

③ Comorbidity の採用

スライド 38

「(2) 考えない」の「③ Comorbidity の採用」の議論に入ります。私は DSM 総論批判のタイトルを「DSM は精神科医をして『感じず、考えない人』に堕さしめた！」と名付けておりますが、考えなくさせる、愚かにさせる最大の要因はこの「Comorbidity の採用」だろうと思います。なんとならば、精神科臨床上もっとも考えなければならないところを DSM は「考えなくてもいいですよ。Comorbidity という概念がありますから」と言ってパスさせるようなものですから。

まず、そもそも comorbidity とは何かをスライド 38 にお示ししました。お示ししましたように、comorbidity の co‒ とは「共に」であって、この場合は「同時に」に解釈されますし、morbidity とは「病むこと」ですから、両者を合わせた comorbidity とは「同時に病むこと」、すなわち疾患併存となって、診断学的には重複診断も可能という意味だろうと思います。この概念は 1970 年、Yale 大学内科・疫学教授であった Feinstein,A.R. が死因統計に際して疫学の立場から提唱したとのことですが、現在では「複数の特定の障害が同一の人にある特定の期間に存在すること」という Burke,J.D. による定義（1990）がもっとも包括的なものと考えられています。そして、ここで言う「複数の特定の障害」はその疾患領域が限定されたものではなく、ということは例えば統合失調症に罹患していると同時に糖尿病にも罹患しているというようなものですから、したがって comorbidity の概念ならびに定義自体は臨床の実際に適った、いわば中立的なものと判断されます。

Comorbidity の精神医学への適用

1) Ⅰ軸とⅡ軸ないしⅢ軸との間の comorbidity は許される

旧来の類似例
① Kretschmer,E. の多次元診断
　体質、性格、体験、反応、環境因子、身体的因子などが病像成因的ないし病像形成的に作用して疾患を形作るという考え方で、その1つの成果が敏感関係妄想の提唱である。
② うつ状態の笠原・木村分類
　病前性格―発病前状況―病像―治療への反応―経過の5項目をセットとして、うつ状態を臨床的に分類するものである。

スライド 39

スライド39

　さて、その概念的には中立なcomorbidityの精神医学への適用に関してですが、これは2つに分けて考える必要があります。その1は、スライド39「Comorbidityの精神医学への適用：1）Ⅰ軸とⅡ軸ないしⅢ軸との間のcomorbidityは許される」です。ご存知のようにDSMではDSM-Ⅲ以来、多軸診断が採用されてきました。ただし、DSM-5ではもう軸（Axis）という考え方がなくなりましたので、とりあえずはDSM-Ⅳ-TRで考えてみますが、それらでは診断は原則的には5軸にわたって行うように指示されていました。Ⅰ軸が臨床疾患と臨床的関与の対象となることのある他の状態、Ⅱ軸がパーソナリティ障害と精神遅滞、Ⅲ軸が一般身体疾患、Ⅳ軸が心理社会的および環境的問題、Ⅴ軸が機能の全体的評定でして、ここにおいてⅣ軸とⅤ軸はcomorbidityの対象とはなりませんので、comorbidityの対象となるのはⅠ軸、Ⅱ軸、Ⅲ軸ですが、その間のcomorbidityは私は許されると思います。許されるというよりも、むしろこれは積極的に行うべきであって、私はDSM診断は認めていませんが、唯一この多軸診断だけはそれなりに評価しておりました。ただ、ここまで考えたのならば何ゆえに軸と軸とを関連づけて構造的に考えることをしないのかとの疑問も抱いておりました。ところが、DSM-5になりますと多軸診断という考え方は捨てられて、旧のⅠ軸とⅡ軸とが統合されていわば軸は1つのみになってしまいましたが、これは明らかな後退と思います。

　DSM-5のことはさておき、私がⅠ軸とⅡ軸ないしⅢ軸との間のcomorbidityは許されると考えたのは何ゆえか。それは、comorbidityという言葉こそ使いませんが、そうしたことは「病態構造」（これは後に説明いたします）という名で旧来の精神科診断学がごくごく日常的に行ってきたことだからです。そうしたことが成文化された例として、ここにcomorbidityの類似例として2つの例をあげておきます。ただし、それはDSMのごとく疾患と他の要因とをただ並記するというものではなく、諸要因を併せ評価して疾患診断を行うというものです。その1つはKretschmer,E.の多次元診断で、体質、性格、体験、反応、環境因子、身体的因子などが病像成因的ないし病像形成的に作用して疾患を形作るという考え方でして、その1つの成果が敏感関係妄想（Kretschmer,E.: Der sensitive Beziehungswahn. 4 Aufl. Springer. Berlin, 1966〈切替辰哉訳：新敏感関係妄想．星和書店．1979〉）の提唱です。他の1つはわが国の誇るべき業績であるうつ状態の笠原・木村分類（笠原嘉、木村敏：うつ状態の臨床的分類に関する研究．精神経誌 77：715-735, 1975）で、病前性格―発病前状況―病像―治療への反応―経過の5項目をセットとして、うつ状態を臨床的に分類するものでした。

Comorbidity の精神医学への適用

2）Ⅰ軸の内の comorbidity は許容されうるか？

　Ⅰ軸は一般的には旧来の疾患に相当するものと考えられており、さすれば comorbidity とは1人の患者が同時に2種以上の精神疾患に罹患するということになるが、それは実際上、おおよそ考えられないものである（もし、あるとすれば、それはたまさかの偶縁によるものとしか考えられない）。
　では、DSMのⅠ軸とは本当は何なのか？

スライド 40

スライド 40

　続いて Comorbidity の精神医学への適用のその2ですが、これをスライド40「Comorbidity の精神医学への適用：2）Ⅰ軸の内の comorbidity は許容されうるか？」と疑問形で呈示し、考えていきたいと思います。その疑問を具体的に述べれば、「Ⅰ軸は一般的には旧来の疾患に相当するものと考えられており、さすれば comorbidity とは1人の患者が同時に2種以上の精神疾患に罹患するということになるが、それは実際上、おおよそ考えられないものである（もし、あるとすれば、それはたまさかの偶縁によるものとしか考えられない）。では、DSM のⅠ軸とは本当は何なのか？」です。

　ただし、この疑問に答える前に、いま「一般的には旧来の疾患に相当するものと考えられている」と述べましたことに注釈を加えたいと思います。それと言いますのは、Ⅰ軸では少なくとも大分類名においてはすべて、また各々の大分類名に含まれる中ないし小分類名においても多くが「障害 disorder」と称せられており、決して「疾患 disease」とは呼ばれていないからです。ただし、この「障害」という概念にも DSM-Ⅲ から DSM-Ⅳ-TR に至るまでに変遷が認められます。その作成委員長を Spitzer,R.L. が務めた DSM-Ⅲ～DSM-Ⅲ-R においては、Ⅰ軸は Clinical Syndrome、訳せば「臨床症状群」であるとされていましたが（なお、Ⅰ軸にはそのほかに、Conditions Not Attributable to a Mental Disorder That Are a Focus of Attention or Treatment〈精神障害には起因しないが、医学的関与や治療の対象となる状態〉もありました）、Frances,A. が務めた DSM-Ⅳ～DSM-Ⅳ-TR では、これといった説明なく、ですから密やかにそれが Clinical Disorders、直訳すれば「臨床障害」と変更されているのです。DSM-Ⅳ におけるこの変更は何ゆえだろうかと考えてみますに、それは DSM-Ⅲ～DSM-Ⅲ-R においてⅠ軸は「臨床症状群」であると述べられつつも、分類名においては例えば幻覚妄想症状群とか情意減弱症状群とかを用いずに精神分裂性障害 Schzophrenic Disorders（ただし、DSM-Ⅲ-R ではさらに進んで精神分裂病 Schizophrenia）という具合にすでに「障害 disorder」という用語が使われていたためと思われます。要するに、Ⅰ軸の定義と分類名には齟齬があったからですが、それと同じ齟齬を DSM-Ⅳ～DSM-Ⅳ-TR もまた行っているのです。それと言いますのも、定義では「臨床障害」と言いつつも分類名においては統合失調症 Schizophrenia という疾患名を用いているからです（これは統合失調症の呼称において端的に見られたものであって、多くは「障害」を用いていますが）。すなわち、DSM-Ⅲ→DSM-Ⅳ において、定義は臨床症状群→臨床障害としつつも、それに相当する分類名は一歩ずつ進めて障害→疾患としているのです。ですから、高橋三郎先生を中心として出版されたわが国の一連の DSM 翻訳書が DSM-Ⅳ 以来、Clinical Disorders を「臨床疾患」と訳していることはもっともなことでありまして、私が先に「一般的には旧来の疾患に相当するものと考えられている」と述べましたのも以上の理由に基づいてのことです。DSM は疾患の分類ではなく、症状と経過のみに基づいているがゆえに「障害」の分類であるというのが公の主張だったのですが、なんのことはない、「障害」というのは名ばかりで、やはり「疾患」の分類だったのです。以上のことから、以後

Comorbidityの精神医学への適用

２）Ⅰ軸の内のcomorbidityは許容されうるか？

　Ⅰ軸は一般的には旧来の疾患に相当するものと考えられており、さすればcomorbidityとは１人の患者が同時に２種以上の精神疾患に罹患するということになるが、それは実際上、おおよそ考えられないものである（もし、あるとすれば、それはたまさかの偶縁によるものとしか考えられない）。
　では、DSMのⅠ軸とは本当は何なのか？

スライド40

本発表においては必要に応じて「障害」は「疾患」と置き換えて議論していきます。

なお、このⅠ軸の内のcomorbidityは、DSM-Ⅲでは除外規定によって認められなかったとのことですが、DSM-Ⅲ-Rで気分障害と不安性障害のcomorbidityが公式に容認されて以降は一般的なものとなったのです。しかし、これは精神疾患という1つの疾患領域内での疾患併存、重複診断を意味しているわけですので、comorbidityの概念を提唱したFeinsteinの元々の発想からすれば大いなる跳躍、いや完全なる逸脱と思われます。

【うつ病（DSM-5）/大うつ病性障害の診断基準A】

A. 以下の症状のうち5つ（またはそれ以上）が同じ2週間の間に存在し、病前の機能から変化を起こしている。これらの症状のうち少なくとも1つは、(1) 抑うつ気分、あるいは (2) 興味または喜びの喪失である。

(1) その人自身の言葉（例：悲しみ、空虚感、または絶望を感じる）か、他者の観察（例：涙を流しているように見える）によって示される、ほとんど1日中、ほとんど毎日の抑うつ気分
(2) ほとんど1日中、ほとんど毎日の、すべて、またはほとんどすべての活動における興味、喜びの著しい減退（その人の説明、または他者の観察によって示される）
(3) 食事療法をしていないのに、有意の体重減少、または体重増加（例：1ヶ月で体重の5%以上の変化）、またはほとんど毎日の食欲の減退または増加
(4) ほとんど毎日の不眠または過眠
(5) ほとんど毎日の精神運動焦燥または制止（他者によって観察可能で、ただ単に落ち着きがないとか、のろくなったという主観的感覚ではないもの）
(6) ほとんど毎日の疲労感、または気力の減退
(7) ほとんど毎日の無価値感、または過剰であるか不適切な罪責感（妄想的であることもある。単に自分をとがめること、病気になったことに対する罪悪感ではない）
(8) 思考力や集中力の減退、または決断困難がほとんど毎日認められる（その人自身の説明による、または他者によって観察される）
(9) 死についての反復思考（死の恐怖だけではない）、特別な計画はないが反復的な自殺念慮、または自殺企図、または自殺するためのはっきりとした計画

スライド 41

相反する症状の併記
（＊、＊＊、＊＊＊は筆者付記）

(3) 食事療法をしていないのに、著しい体重減少＊、または体重増加＊＊（例：1ヶ月で体重の5％以上の変化）、またはほとんど毎日の食欲の減退＊または増加＊＊

(4) ほとんど毎日の不眠＊または過眠＊＊

← 内因性うつ病（＊）のみならず、季節性感情障害（＊＊）をも含むようにしたものか？

(5) ほとんど毎日の精神運動焦燥＊＊＊または制止＊（他者によって観察可能で、ただ単に落ち着きがないとか、のろくなったという主観的感覚ではないもの）

← 内因性うつ病（制止型うつ病 retarded depression）（＊）のみならず、退行期（初老期）うつ病、老年期うつ病、産褥期うつ病（以上、興奮型うつ病 agitated depression）（＊＊＊）をも含むようにしたものか？

スライド 42

スライド 41

スライド 42

では、「DSM の I 軸とは本当は何なのか？」の議論に移ります。

上段のスライド41は先にスライド15およびスライド25でもお見せした、うつ病（DSM-5）/大うつ病性障害の診断基準Aです。ここには9項目があがっておりますが、そのうち⑶、⑷、⑸の3項目を抜き出したものが下段のスライド42です。私がこの3項目の記載を抜き出したのは何ゆえかと申しますと、この3項目には相反する症状が併記されているからです。

スライド42に掲げる各々の項目の記載中の＊、＊＊、＊＊＊は私が付けたものですが、以下に各項目を読み上げながら解説していきます。

まず⑶ですが、ここには「食事療法をしていないのに，著しい体重減少＊，または体重増加＊＊（例：1ヶ月で体重の5％以上の変化）、またはほとんど毎日の食欲の減退＊または増加＊＊」とあります。すなわち、「著しい体重減少＊」と「（著しい）体重増加＊＊」とが相反していますし、「食欲の減退＊」と「（食欲の）増加＊＊」とがこれまた相反しています。また⑷ですが、「ほとんど毎日の不眠＊または過眠＊＊」とあり、ここでは「不眠＊」と「過眠＊＊」が相反しています。察しますに、私が＊を付けました「著しい体重減少」、「食欲の減退」、「不眠」はこの診断基準が内因性うつ病を含むようにしたものであり、他方＊＊を付けました「（著しい）体重増加」、「（食欲の）増加」、「過眠」は季節性感情障害（冬期うつ病）を含むようにしたものと思われます。

次いで⑸ですが、ほとんど毎日の精神運動焦燥＊＊＊または制止＊（他者によって観察可能で，ただ単に落ち着きがないとか，のろくなったという主観的感覚ではないもの）」とあり、ここでは「精神運動焦燥＊＊＊」と「（精神運動）制止＊」が相反しています。これも察しますに、私が＊を付けました「（精神運動）制止」で内因性うつ病（制止型うつ病 retarded depression）を含み、＊＊＊を付けました「精神運動焦燥」で退行期（初老期）うつ病、老年期うつ病、産褥期うつ病（以上、興奮型うつ病 agitated depression）を含むようにしたものと思われます。

つまり、この診断基準1つで内因性うつ病も、季節性感情障害も、さらに退行期（初老期）うつ病、老年期うつ病、産褥期うつ病もすべて診断できるようにしたものと思われます。想像しますに、DSM作成者たちは「これ1つですべての『うつ』が診断可能になったぞ！」とさぞやニンマリなのでしょうが、私から見れば、先ほどのスライド28のDSM-5における統合失調症の診断基準Aが病期という点でも状態像という点でも無構造であると批判しましたと同様に、このうつ病（DSM-5）/大うつ病性障害の診断基準Aは疾患論的に無構造なのです。治療というものは成因によって、あるいは成因がいまだ明確ではないとしても想定される成因による分類によって異なるのですから、こんな疾患論的に、ということはとりもなおさず成因論的に無構造な診断基準に依拠しているかぎり「診断は出来た。さて治療はどうしたものか？」となるだけであって、実際の臨床上はまったく意味をなさないのです。

うつ病（DSM-5）/大うつ病性障害の診断基準Aの9項目は、
経験的に知られた、ある一定の症状連結である症状群ではなく、
複数の症状の任意な集合である症状複合体にすぎない！

複数の症状
several symptoms

→ 症状群
a syndrome
（経験的に知られた、
ある一定の症状連結
：臨床的に有意味）

→ 症状複合体
a symptom complex
（複数の症状の任意な集合
：臨床的に無意味）

スライド43

スライド 43

　うつ病（DSM-5）/大うつ病性障害の診断基準 A が相反する症状を併記した 3 項目を含み、それゆえに疾患論的に無構造であることを指摘しましたが、それでは 9 項目にわたって掲げられた複数の症状 several symptoms 全体はいったい何を表しているのでしょうか？

　スライド 43 をご覧ください。一般に我々が複数の症状を数え上げた場合、その全体は何かと言いますと、それには 2 種類が区別されると思います。その 1 つは経験的に知られた、ある一定の症状連結である症状群 syndrome であって、例をあげれば振戦と固縮（強直）と無動をトリアスとするパーキンソン症状群（上記 3 種の症状は自覚的訴えともなりますが、他覚的所見としても与えられますので、一般的にはパーキンソン「症候群」と記されます）、あるいはまた精神科領域では身体感情障害（体感異常）と疎隔体験（離人症）と思考障害をトリアスとする内因性若年‐無力性不全症状群（上記 3 種はすべて自覚的訴えですので、通常表記される内因性若年‐無力性不全「症候群」ではなく、「症状群」の方が正しい表記です）がそれに相当します。では、もう 1 つは何かと言いますと、それは複数の症状の任意な集合である症状複合体 a symptom complex であって、これはすぐには疾患の同定につながることもない、臨床的にはまったく意味を有さないものです（a symptom complex をドイツ語表記しますと Symptomenkomplexe となりますが、この用語は Kraepelin,E. の疾患単位学説を痛烈に批判して症候群学説を呈示した Hoch,A. の使った言葉でして、Hoch の Symptomenkomplexe は一定の症状連結を意味したものですから、ここでいう syndrome に相当します）。

　本題に戻りまして「DSM の I 軸とは本当は何なのか？」。もうおわかりと思いますが、相反する症状を併記し、全体としては疾患論的に無構造であるうつ病（DSM-5）/大うつ病性障害の診断基準 A はたんなる症状複合体にすぎないのです。これまではうつ病（DSM-5）/大うつ病性障害の診断基準を例にとって説明してきましたが、先には統合失調症の診断基準 A も病期あるいは状態像という点で無構造であると指摘しておきました。一々例をあげませんが、これは DSM のあらゆる疾患の診断基準 A に通じることでして、したがって「診断基準 A はたんなる症状複合体にすぎない」という結論は DSM 全体の評価としても与えられるのです。

　なお、先のスライド 40 の説明で、DSM-III 〜 DSM-III-R においては I 軸は Clinical Syndrome（臨床症状群）であると記されていることを指摘しましたが、syndrome という用語の用法にこそ異がありますが、それは私の言うところの症状複合体 a symptom complex であることがまさしく述べられていたのでした。

【うつ病（DSM-5）/大うつ病性障害の診断基準A】

A. 以下の症状のうち5つ（またはそれ以上）が同じ2週間の間に存在し、病前の機能から変化を起こしている。これらの症状のうち少なくとも1つは、(1) 抑うつ気分、あるいは (2) 興味または喜びの喪失である。

(1) その人自身の言葉（例：悲しみ、空虚感、または絶望を感じる）か、他者の観察（例：涙を流しているように見える）によって示される、ほとんど1日中、ほとんど毎日の抑うつ気分
(2) ほとんど1日中、ほとんど毎日の、すべて、またはほとんどすべての活動における興味、喜びの著しい減退（その人の説明、または他者の観察によって示される）
(3) 食事療法をしていないのに、有意の体重減少、または体重増加（例：1ヶ月で体重の5％以上の変化）、またはほとんど毎日の食欲の減退または増加
(4) ほとんど毎日の不眠または過眠
(5) ほとんど毎日の精神運動焦燥または制止（他者によって観察可能で、ただ単に落ち着きがないとか、のろくなったという主観的感覚ではないもの）
(6) ほとんど毎日の疲労感、または気力の減退
(7) ほとんど毎日の無価値感、または過剰であるか不適切な罪責感（妄想的であることもある。単に自分をとがめること、病気になったことに対する罪悪感ではない）
(8) 思考力や集中力の減退、または決断困難がほとんど毎日認められる（その人自身の説明による、または他者によって観察される）
(9) 死についての反復思考（死の恐怖だけではない）、特別な計画はないが反復的な自殺念慮、または自殺企図、または自殺するためのはっきりとした計画

スライド 44

症状数の多寡によって疾患名が変わる！

一見したところ疾患が異なるように見えて、そのじつ同一の症状複合体を症状数の多寡によって区分したにすぎない。

うつ病（DSM-5）/大うつ病性障害の
　診断基準Aの項目数

項目数	
9	
8	うつ病（DSM-5）/大うつ病性障害
7	少なくとも1つは、(1) 抑うつ気分、あるいは
6	(2) 興味または喜びの喪失
5	
4	① 他の特定される抑うつ障害
3	（不十分な症状を伴う抑うつエピソード）
2	② 特定不能の抑うつ障害
1	

スライド 45

スライド 44
スライド 45

　DSM の診断基準 A がたんなる症状複合体にすぎないことがわかってしまえば、DSM の細かな診断分類がいかに阿呆臭いものか、臨床の現場から編み出された実用性のある叡智ではなく、書斎の机の上で考えられた空理空論なのかがよくわかってまいります。ここではうつ病 (DSM-5) / 大うつ病性障害と統合失調症の各々の診断基準を取り上げて、その阿呆らしさを解説しておきます。

　上段のスライド 44 はまたもやうつ病 (DSM-5) / 大うつ病性障害の診断基準 A です。それで下段のスライド 45 はうつ病 (DSM-5) / 大うつ病性障害と他の特定される抑うつ障害（不十分な症状を伴う抑うつエピソード）ならびに特定不能の抑うつ障害との鑑別をわかりやすく図示したものです（DSM-5 における「他の特定される抑うつ障害〈不十分な症状を伴う抑うつエピソード〉」と「特定不能の抑うつ障害」は次節の「④ NOS の採用」のスライド 53、スライド 54 で説明します）。文章にして書かれていると、なにか重大な差異があるかのように受け取られやすいのですが、こうして図示してみますとその阿呆らしさが際立ちます。要は、一見したところ疾患が異なるように見えて、そのじつ同一の症状複合体を症状数の多寡によって区分したにすぎないのです。その区分はたかだか「症状数の多寡」でしかありませんが、カットオフポイントはなにゆえに 5 項目なのでしょうか。そこに根拠はあるのでしょうか。また、4 項目以下しか見出せず、他の特定される抑うつ障害（不十分な症状を伴う抑うつエピソード）あるいは特定不能の抑うつ障害と診断していたものの、経過を追っていくうちに症状数が増えて 5 項目を満たすようになったら、今度はうつ病 (DSM-5) / 大うつ病性障害へと診断変更するのでしょうか。加えて言うならば、スライド 25 で批判しましたように、各々の項目記載は恣意的にいかようにも解釈できるような日常語で記載されているものが多く、また診断にあたって欠かしてはならない症状項目もないような杜撰なものなのです。こういう診断基準にしたがって臨床を行うなんて、皆さん阿呆らしくないですか。

短期精神病性障害、統合失調症様障害、統合失調症の診断基準Aの項目の同一性＊

【DSM-5における統合失調症の診断基準A】

以下のうち2つ（またはそれ以上）、おのおのが1ヵ月間（または治療が成功した際にはより短い期間）ほとんどいつも存在する。これらのうち少なくとも1つは(1)か(2)か(3)である。
- (1) 妄想
- (2) 幻覚
- (3) まとまりのない発語（例：頻繁な脱線または滅裂）
- (4) ひどくまとまりのない、または緊張病性の行動
- (5) 陰性症状（すなわち感情の平板化、意欲欠如）

＊ 統合失調症様障害の診断基準Aは統合失調症のそれとまったく同一、短期精神病性障害の診断基準Aは上記の(5)がなく、また他の4項目のうち1項目があればよいとされている。

スライド 46

罹病期間の長短によって疾患名が変わる！

一見したところ疾患が異なるように見えて、そのじつ同一の症状複合体を罹病期間の長短によって区分したにすぎない。

短期精神病性障害、統合失調症様障害、統合失調症の3者の主要な違いは罹病期間であり、短期精神病性障害では診断基準Aを満たすエピソードが「1日以上1ヵ月未満」、統合失調症様障害では同様のエピソードが「1ヵ月以上6ヵ月未満」、統合失調症では基準Aを満たす期間が「1ヵ月」に加えて、障害の持続的な徴候の存在（前駆期または残遺期を含み、その場合には陰性症状のみ、もしくは基準Aの2項目以上の症状の弱められた形で表される）が「少なくとも6ヵ月」とされている。

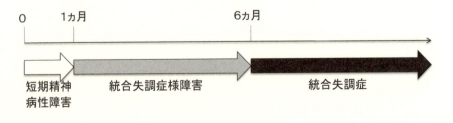

スライド 47

スライド 46
スライド 47

　次は統合失調症ですけれども、上段のスライド 46 にはこれも何度も取り上げました統合失調症の診断基準 A を掲げました。そしてここで指摘しておきたいことは、統合失調症様障害の診断基準 A は統合失調症のそれとまったく同一、短期精神病性障害の診断基準 A はこの 5 項目のうち(5)がなく、また統合失調症ならびに統合失調症様障害の診断には 2 項目が必要とされているところが、短期精神病性障害の診断には(5)を除く他の 4 項目のうち 1 項目があればよいとされていることです（「1 ヵ月以上 6 ヵ月未満」の統合失調症様障害とは、私の眼から見れば、わが国の誇るべき業績であるいわゆる京都学派の非定型精神病、あるいはフランス語圏の急性錯乱 bouffée délirante、あるいは ICD-10 の急性多形性精神病性障害 acute polymorphic psychotic disorder を指したものと思われ、その場合にはその状態像の典型は夢幻・錯乱状態であって統合失調症の病像とはまったく異なりますが、何ゆえなのか、DSM では統合失調症と同じ症状複合体となっています）。

　下段のスライド 47 はこれら短期精神病性障害、統合失調症様障害、統合失調症の 3 者の主要な違いが罹病期間（前 2 者は診断基準 B、後 1 者は診断基準 C によって規定されています）であることを説明し、併せてわかりやすく図示したものです。すなわち、短期精神病性障害では診断基準 A を満たすエピソードが「1 日以上 1 ヵ月未満」、統合失調症様障害では同様のエピソードが「1 ヵ月以上 6 ヵ月未満」、統合失調症では基準 A を満たす期間が「1 ヵ月」に加えて、障害の持続的な徴候の存在（前駆期または残遺期を含み、その場合には陰性症状のみ、もしくは基準 A の 2 項目以上の症状の弱められた形で表される）が「少なくとも 6 ヵ月」とされています。すなわち、一見したところ疾患が異なるように見えて、そのじつ同一の症状複合体を罹病期間の長短によって区分したにすぎないのです。ですから、我々がこれといった前駆期もなく急激に発病して間もない、罹病期間が 1 ヵ月にも満たない幻覚妄想状態の患者を診た時には、DSM 診断基準に従うかぎりは診断名がどんどんと変わっていくことになります。具体的に言いますと、罹病期間が 1 ヵ月未満の場合には短期精神病性障害と診断され、1 ヵ月に達すると統合失調症様障害へと診断変更が行われ、6 ヵ月に達すると統合失調症へと再び診断変更されることになるのです。ある日を境に 1 日超えたので診断名を変えるなんて私にはまったくわからない考え方でして、よしんばそれが約束事にすぎないとしても釈然としませんが、DSM に拠るかぎりはそうなってしまうのです。思いますに、医療がサービス業とされ、医療情報もすべて公開が原則で、何事も契約で違約すればすぐに訴訟という契約・訴訟社会のアメリカならばこその DSM なのでしょうか。

　以上、スライド 44 〜 47 の説明をまとめますと、DSM の細かな診断分類は一見したところ疾患が異なるように見えて、そのじつ同一の症状複合体を症状数の多寡によって区分したにすぎない（うつ病〈DSM-5〉／大うつ病性障害に関連して）、あるいはまた同一の症状複合体を罹病期間の長短によって区分したにすぎない（統合失調症に関連して）のです。

DSMのⅠ軸とは？

任意の症状複合体 a symptom complex を症状数の多寡あるいは罹病期間の長短によって任意に区切ったものであって疾患 disease ではない。

Ⅰ軸の内の comorbidity とは？

複数の症状複合体の併記にすぎず、それは本来は症状布置を考慮して一元的に考える姿勢を精神科医から失わせた。

スライド 48

ある患者がX障害の診断基準AとY障害の診断基準Aの両方を満たす時

DSM
| X障害の診断基準A |
| Y障害の診断基準A |
→ X障害とY障害（comorbidity）

旧来診断
| 症状複合体 x |
| 症状複合体 y |
→ xとyとを一元的に理解してZ病ないしその疑診
→ 診断保留

スライド 49

スライド48
スライド49

　以上の議論を総まとめしますと、上段のスライド48にお示ししましたように、DSMのⅠ軸とは任意の症状複合体 a symptom complex を症状数の多寡あるいは罹病期間の長短によって任意に区切ったものであって疾患 disease ではなく、したがってⅠ軸の内の comorbidity とは複数の症状複合体の併記にすぎず、それは本来は症状布置を考慮して一元的に考える姿勢を精神科医から失わせた、と結論されようかと思います。

　下段のスライド49はそれを旧来診断と比較して図示したものです。このスライド49は「ある患者がX障害の診断基準AとY障害の診断基準Aの両方を満たす時」と題しましたが（なお、この場合には診断基準BやCで与えられる経過やその他の項目も満たされていると仮定しています）、DSMでは comorbidity の考え方にしたがってX障害とY障害との2つの診断名が併記されるのですが、旧来診断ではX障害の診断基準Aは症状複合体xであり、Y障害の診断基準Aも症状複合体yにすぎませんから、xとyとを一元的に理解してZ病ないしその疑診とするか、一元的に理解することができないならば診断を保留することになるのです。この後者について想い起こしますのは私が学生時代に受けた神経内科のある講義でして、パーキンソン病の患者の中に痴呆（認知症）を併発する患者群がいるという話です。そうした1群がいまやレビィー小体型認知症と理解されるようになっていることはご存知のことと思いますが、これはパーキンソン症状群という症状複合体xと痴呆という症状複合体yとを、加えますに幻視、レム睡眠行動障害、自律神経障害、薬剤過敏性等を一元的に理解する努力が積み重ねられてレビィー小体型認知症というZ病に到達したわけでして、旧来診断のあり方の有用性を示す好個の例と思います。逆に、DSMのごときⅠ軸の内の comorbidity を認めているかぎりでは、いつまでもパーキンソン病と特定不能の認知症の comorbidity （Comorbidity という言葉こそ使われていませんが、神経内科領域で今も使われている「認知症を伴うパーキンソン病 PDD：Parkinson disease with dementia」がこれに相当します）がまかり通ってレビィー小体型認知症という疾患単位は永遠に確立されなかっただろうと思います（このことに関連するものとして、熊本大学の池田学先生が記された文に次のような一節があります。「最近、レビィー小体型認知症の発見者である小阪憲司先生と対談する機会があり、かねてからの疑問をぶつけてみた。発見の端緒となった患者さんに関して、脳の標本を見てその特異性に気づかれたのか、生前の症状が気になってその標本を特に注意深く検索されたのか、という疑問である。先生の答えは明快であった。『この患者さんは精神症状がアルツハイマー病のそれとは明らかに異なっていたので、生前からずっと気になっていた』ということであった」。この一節は本節の「Comorbidity の採用」で引用するよりも、むしろ次節の「NOS の採用」で引用する方が適切かもしれませんが、いずれにしろ精神症状の詳細な観察とその一元的理解の試みが新しい疾患単位の確立にあたっても出発点となることが示されています。：池田学「精神医学と症候学」、精神医学52：318-319、2010）。

I 軸内の comorbidity の1例とそれに対する筆者の批判

山本滋隆ほか：ケースカンファランス：うつ病か統合失調症か？―診断が確定しなかった一例．精神科治療学 18:1341-1346, 2003.
著者の診断）大うつ病性障害、離人症性障害

中安信夫：大うつ病性障害は内因性うつ病にあらず．精神科治療学 19:916-919, 2004.

1) 離人症性障害の診断根拠となった離人症は、併存する思考障害（即時理解の障害、即時記憶の障害）とともに内因性若年‐無力性不全症候群の症状と見なしうる。
2) 内因性若年‐無力性不全症候群は初期統合失調症の変異型であり、これに属さない自生記憶想起、面前他者に関する注察・被害念慮という明確な初期統合失調症症状をもこの患者は併せ持っている。
3) 大うつ病性障害との診断根拠となった抑うつ症状は上記に対する二次的反応である。
筆者の診断）初期統合失調症

スライド 50

スライド50

　この項の最後に、DSM診断によって2種の疾患のcomorbidityとされたものが旧来診断によっては1種の疾患であるとされた実例をお見せいたします。

　スライド50がそれです。DSM診断によって2種の疾患のcomorbidityとしたのは論文「ケースカンファランス：うつ病か統合失調症か？─診断が確定しなかった一例」（精神科治療学 18:1341-1346, 2003）を報告した山本滋隆先生らですが、彼らはこの症例を大うつ病性障害、離人症性障害と診断しておりました。私はこの報告に対して「大うつ病性障害は内因性うつ病にあらず」（精神科治療学 19:916-919, 2004）というLetters to the editorを書いて批判いたしましたが、私の診断は初期統合失調症でした。

　詳しくは山本論文ならびに私の論文を読んでいただかないとわからないと思いますが、私の批判は、1）離人症性障害の診断根拠となった離人症は、併存する思考障害（即時理解の障害、即時記憶の障害）とともに内因性若年-無力性不全症候群の症状と見なしうる、2）内因性若年-無力性不全症候群は初期統合失調症の変異型であり、これに属さない自生記憶想起、面前他者に関する注察・被害念慮という明確な初期統合失調症症状をもこの患者は併せ持っている、3）大うつ病性障害との診断根拠となった抑うつ症状は上記に対する二次的反応である、の3点に要約されます。

　私から見れば、大うつ病性障害と離人症性障害を併記した山本先生らの診断は誤診もいいところですが、何ゆえにこうした誤診が生じたのでしょうか。内因性若年-無力性不全症候群や私の提唱している初期統合失調症、加えて両者の関連性についての知識が不十分であることは否めませんが、推測するところ、最大の原因はスライド31で説明し、スライド48でも触れました、何が原発症状で何が続発症状であるのか、加えてその続発はどのような機制によるものかという、複数の症状の構造化である症状布置という観点が欠如しているからです。

　患者に抑うつ症状を認めた場合、私ならばそれは原発症状なのか、それとも何かに起因した続発症状なのかを鑑別するように心掛けますし、その際に鍵となるのが後ほどスライド74～76でお示しすることになるうつ状態の質的診分けないし類型です。そして、この症例がそうでしたが、その抑うつ症状が反応性のものならば、そうした反応を引き起こした心因は何だったのだろうかと考えます。そして、この症例の場合には私はその心因は内因性若年-無力性不全症候群やそれを含む初期統合失調症症状による苦悩であると判断し（心因というと、すぐに日常生活における実際の出来事、外的事象が想定されますが、精神疾患の症状等の内的事象も十分に心因になりうるのです）、結局抑うつ症状は二次的なものであって、重要な症状として取るに当たらないと判断したのでした。

　ところが、DSMに用意されているのは、質を問わず量的な基準のみによる大うつ病性エピソードしかありませんので、山本先生らのような大うつ病性障害が主診断名となり、またI軸内のcomorbidityが許されていますので、それに含みきれない離人症が離人症性障害という2番目の診断名となって与えられることになったのです。

「特定不能の疾患」のカテゴリーの使用
(DSM-Ⅳ-TR)

　臨床的病像の多様性のために、起こりうるすべての状況を診断用語で対応させることは不可能である。このため、診断の各大分類には特定不能（NOS）というカテゴリーが少なくとも1つあり、大分類のいくつかには数個の特定不能のカテゴリーがある。特定不能という診断が適当であるのは次の4つの状況である：

• 病像はその診断大分類の中のある1つの精神疾患の一般的指針（ガイドライン）に見合っているが、症状はどの特定の疾患の基準も満たさない(①)。このようなことは、症状がどの特定の疾患にも診断の閾値以下であるか、あるいは、非定型または混合性の病像である場合に起こる。

• 病像は、DSM-Ⅳ-TR分類に含まれていない症状型である(②)が、臨床的には著明な苦痛または機能不全を引き起こしている。これらの症状型のいくつかに対しては研究用基準案があり、付録Bに入れられており、そのような場合、付録Bの研究用基準案の参照頁が示されている。

• 病因に関して不確実さがある(③)（すなわち、その疾患が一般身体疾患によるものか、物質によるものか、それとも原発性か）。

• データ収集を完了するために十分な機会がなかったか（例：救急室）、または、一貫性がなかったり矛盾した情報であるが、ある特定の診断大分類に入れるには十分な情報がある(④)（例えば、臨床家は、その人には精神病性の症状があると確定できるが、ある特定の精神病性障害の診断を下すには情報が十分でない）。

（下線ならびに①、②、③、④は筆者による）

スライド 51

ある患者にX障害の診断基準Aの症状もY障害の診断基準Aの症状もあるが、ともに診断基準を満たさない時（DSM-Ⅳ-TR）

DSM
X障害の診断基準A
Y障害の診断基準A

→ $x' > y'$：特定不能の X 障害
→ $x' < y'$：特定不能の Y 障害
→ $x' = y'$：特定不能の X 障害と
　　　　　　特定不能の Y 障害
　　　　　　（comorbidity）

旧来診断
症状複合体 x'
症状複合体 y'

→ x' と y' とを一元的に理解してZ病ないしその疑診
→ 診断保留

⋯⋯ は診断基準Aを満たさないことを示し、□ はX(Y)障害を含む大分類、中分類を示す。

スライド 52

④ NOSの採用

スライド51
スライド52

「2）考えない」の「④ NOSの採用」の議論に入ります。私は先に精神科医を考えなくさせる、愚かにさせる最大の要因は「Comorbidityの採用」だろうと述べましたが、この「NOSの採用」もそれに負けず劣らず、考えなくさせる要因です。なお、以後の議論においては、NOS（Not Otherwise Specified：特定不能の）はDSM-Ⅲ-R～DSM-Ⅳ-TRにおけるそれに関してお話しします。それと言うのも、NOSはDSM-5ではその本質は変わりませんが、後に述べますように別の名の2つに解体されてしまったからです。

まずNOSとは何かから議論を始めますが、上段のスライド51をご覧ください。ここには、DSM-Ⅳ-TRの「『特定不能の疾患』のカテゴリーの使用」という但し書きを引用しておきました。すべてを読み上げるのも煩雑ですので、一部のみを引用しつつ要約してみます。

最初にNOSというカテゴリーを設けた理由が説明されていますが、それは「臨床的病像の多様性のために、起こりうるすべての状況を診断用語で対応させることは不可能である。このため、診断の各大分類には特定不能（NOS）というカテゴリー（以後、「大分類NOS」と呼びます：筆者注）が少なくとも1つあり、大分類のいくつかには数個の特定不能のカテゴリー（「中分類NOS」と呼びます：筆者注）がある」とされています。次は、そのNOSという診断を用いるのが適当であるとされる状況が4つあげられていますが、それらは私が下線を引き、番号を付けました「症状はどの特定の疾患の基準も満たさない（①）」、「病像は、DSM-Ⅳ-TR分類に含まれていない症状型である（②）」、「病因に関して不確実さがある（③）」、「データ収集を完了するために十分な機会がなかったか（例：救急室）、または、一貫性がなかったり矛盾した情報であるが、ある特定の診断大分類に入れるには十分な情報がある（④）」です。

私の見るところ、DSM作成者たちがこのNOSが使用される状況が最も多いと想定し、そして実際にそうなっているのが、①の「症状はどの特定の疾患の基準も満たさない」場合であり、「満たさない」をより具体的に言えば、それは症状数不足（X個以上という基準を満たさず、症状が例えばX-1個しかない）ということです。考えますに、こういう場合に「特定不能の〇〇障害」（〇〇障害は大分類であり、中分類である）という診断名が与えられるのですが、大分類であれ中分類であれ何をもって〇〇障害と判定するのでしょうか。個々の疾患についてはあれほど厳密に診断に必要な症状数を定めながら、大分類NOSや中分類NOSの基準はいい加減で、ないに等しく、ここでは診断者個人の恣意性に任されているように思います。

それはともかく、以上述べましたことを図示したものが下段のスライド52です。先ほどのスライド49と同じような図の描き方ですが、ある患者にX障害の診断基準Aの症状もY障害の診断基準Aの症状もあるが、ともに診断基準を満たさない時を示しています（なお、この

「特定不能の疾患」のカテゴリーの使用
（DSM-Ⅳ-TR）

　臨床的病像の多様性のために、起こりうるすべての状況を診断用語で対応させることは不可能である。このため、診断の各大分類には特定不能（NOS）というカテゴリーが少なくとも1つあり、大分類のいくつかには数個の特定不能のカテゴリーがある。特定不能という診断が適当であるのは次の4つの状況である：

- 病像はその診断大分類の中のある1つの精神疾患の一般的指針（ガイドライン）に見合っているが、<u>症状はどの特定の疾患の基準も満たさない（①）</u>。このようなことは、症状がどの特定の疾患にも診断の閾値以下であるか、あるいは、非定型または混合性の病像である場合に起こる。
- 病像は、<u>DSM-Ⅳ-TR分類に含まれていない症状型である（②）</u>が、臨床的には著明な苦痛または機能不全を引き起こしている。これらの症状型のいくつかに対しては研究用基準案があり、付録Bに入れられており、そのような場合、付録Bの研究用基準案の参照頁が示されている。
- <u>病因に関して不確実さがある（③）</u>（すなわち、その疾患が一般身体疾患によるものか、物質によるものか、それとも原発性か）。
- <u>データ収集を完了するために十分な機会がなかったか（例：救急室）、または、一貫性がなかったり矛盾した情報であるが、ある特定の診断大分類に入れるには十分な情報がある（④）</u>（例えば、臨床家は、その人には精神病性の症状があると確定できるが、ある特定の精神病性障害の診断を下すには情報が十分でない）。

（下線ならびに①、②、③、④は筆者による）

スライド51

ある患者にX障害の診断基準Aの症状もY障害の診断基準Aの症状もあるが、ともに診断基準を満たさない時（DSM-Ⅳ-TR）

DSM　X障害の診断基準A／Y障害の診断基準A
- $x' > y'$ ：特定不能の X 障害
- $x' < y'$ ：特定不能の Y 障害
- $x' = y'$ ：特定不能の X 障害と特定不能の Y 障害（comorbidity）

旧来診断　症状複合体 x' ／症状複合体 y'
- x' と y' とを一元的に理解してZ病ないしその疑診
- 診断保留

⋯⋯は診断基準Aを満たさないことを示し、□はX(Y)障害を含む大分類、中分類を示す。

スライド52

場合も診断基準BやCで与えられる経過やその他の項目は満たされていると仮定しています）。スライド49と異なるのは、スライド49ではDSM診断で実線で囲んでいたX障害の診断基準AあるいはY障害の診断基準Aを今回は点線で囲んで診断基準を満たさないことを示していることであり、診断名をX̄障害あるいはȲ障害と四角で囲んで、X障害あるいはY障害を含む大分類ないし中分類を示していることです。見ておわかりのように、ともに診断基準を満たさないとしても、X障害の診断基準Aの症状 x'（ダーシはX障害の診断基準を満たさないことを示しています。以下のy'も同様です）の数がY障害の診断基準Aの症状 y'の数より多ければ特定不能のX̄障害と診断されますし、その逆ならば特定の不能のȲ障害と診断されますし、同等ならば特定不能のX̄障害と特定の不能のȲ障害の comorbidity として併記されることになります。しかし、旧来診断ではスライド49と同じく、症状複合体 x'と症状複合体 y'とが、というよりも両者の区別なく（それを示すために症状複合体 x'と症状複合体 y'との境界線を削除しました）、すべてを一元的に理解してZ病ないしその疑診とするか、一元的に理解することができないならば診断を保留することになるのです。

　以上、スライド52にて診断基準を満たさない時のDSM診断を説明しましたが、先のスライド49でお示ししました、診断基準を満たす時のDSM診断と合わせますと、DSMにはあらゆる診断名が網羅されており、一定のやり方を辿っていけば、必ずやなんらかの診断に到達できるようになっています。まさに診断マニュアルなのですが、「○○障害」はともかく、はたして「特定不能の○○障害」、曰く「特定不能の広汎性発達障害」、「特定不能の精神病性障害」、「特定不能の解離性障害」等々は診断名と呼ぶべきなのでしょうか。私の目から見れば、いかに「～○○障害」と範囲（大分類、中分類：その分類への同定が恣意的であることは先に述べました）が限定されていようとも、「～」が「特定不能の」であれば、それは「診断されていない」と同義であって、「特定不能の○○障害」は診断名とは思われないからです（その究極の形はコード番号まで与えられている「特定不能の精神疾患」〈DSM-5〉という診断名ですが、まさに笑止千万です）。時に診療情報提供書に、あるいは症例検討会の席で「『特定不能の○○障害』と診断した」という文言や発言を見聞しますが、それは語彙矛盾であって、「診断した」ではなく「診断できなかった」と自らの診断能力のなさを公言しているようなものであって、事実私から見れば「診断は明らかに△△病でしょう」というものが多いのです。

　この「特定不能の○○障害」がもたらす弊害は何か？　その究極のものは、旧来報告されてこなかった精神疾患が発見されなくなるという弊害ですが、このことはもしもDSMが19世紀末に作成され、それが遵守されてきていればどうなっていたかを考えれば一目瞭然でしょう。と申しますのは、20世紀になって提唱された精神疾患、1例をあげればアルツハイマー病ですらも「特定不能の認知症」とされて発見されなかったかもしれないのです。「そんな馬鹿な！」と思われるかもしれませんが、「特定不能の○○障害」を診断名に入れているかぎり、じつはその中には特定化されるべき新しい疾患単位が潜んでいるかもしれないのですが、その発見を阻害してしまうのです。

「特定不能の疾患」のカテゴリーの使用
(DSM-Ⅳ-TR)

　臨床的病像の多様性のために、起こりうるすべての状況を診断用語で対応させることは不可能である。このため、診断の各大分類には特定不能(NOS)というカテゴリーが少なくとも1つあり、大分類のいくつかには数個の特定不能のカテゴリーがある。特定不能という診断が適当であるのは次の4つの状況である：

- 病像はその診断大分類の中のある1つの精神疾患の一般的指針(ガイドライン)に見合っているが、症状はどの特定の疾患の基準も満たさない(①)。このようなことは、症状がどの特定の疾患にも診断の閾値以下であるか、あるいは、非定型または混合性の病像である場合に起こる。
- 病像は、DSM-Ⅳ-TR分類に含まれていない症状型である(②)が、臨床的には著明な苦痛または機能不全を引き起こしている。これらの症状型のいくつかに対しては研究用基準案があり、付録Bに入れられており、そのような場合、付録Bの研究用基準案の参照頁が示されている。
- 病因に関して不確実さがある(③)(すなわち、その疾患が一般身体疾患によるものか、物質によるものか、それとも原発性か)。
- データ収集を完了するために十分な機会がなかったか(例：救急室)、または、一貫性がなかったり矛盾した情報であるが、ある特定の診断大分類に入れるには十分な情報がある(④)(例えば、臨床家は、その人には精神病性の症状があると確定できるが、ある特定の精神病性障害の診断を下すには情報が十分でない)。

（下線ならびに①、②、③、④は筆者による）

スライド 51

ある患者にX障害の診断基準Aの症状もY障害の診断基準Aの症状もあるが、ともに診断基準を満たさない時（DSM-Ⅳ-TR）

DSM　　X障害の診断基準A　　→　$x' > y'$：特定不能の X 障害
　　　　Y障害の診断基準A　　→　$x' < y'$：特定不能の Y 障害
　　　　　　　　　　　　　　　→　$x' = y'$：特定不能の X 障害と
　　　　　　　　　　　　　　　　　　　　　特定不能の Y 障害
　　　　　　　　　　　　　　　　　　　　　（comorbidity）

旧来診断　症状複合体 x'　　→　x' と y' とを一元的に
　　　　　症状複合体 y'　　　　理解してZ病ないし
　　　　　　　　　　　　　　　　　その疑診
　　　　　　　　　　　　　　　→　診断保留

┈┈ は診断基準Aを満たさないことを示し、□ はX(Y)障害を含む大分類、中分類を示す。

スライド 52

いま述べました、新しい精神疾患の発見はそうそうあることではありませんが、それ以上にこの「特定不能の○○障害」が日常的な弊害となるのは、その診断名は診断が少しく困難な症例に出くわした際に我々をして容易にその診断になびかせて（DSMでは'歴とした'診断名ゆえに）、診断の確定を求めて努力することを怠らせることになる、要は我々をして考えなくさせることです。DSM-Ⅲ以後のアメリカでは精神科志望者が激減したと聞きますが、マニュアル本片手に当て嵌まるか否かの「診断」しかない科に、職業を一体誰が志望しましょうか。というのは、そこには職業的な知的興奮がまったくないからです。

「他の特定される疾患」および「特定不能の疾患」のカテゴリーの使用
（DSM-5から）

　診断の特異性を高めるために、DSM-5は、以前の「特定不能」という名称を、臨床的使用のための2つの選択肢に置き換えた。すなわち、他の特定される疾患および特定不能の疾患である。

　他の特定される疾患というカテゴリーは、臨床家が、その症状がある診断領域内のいかなる特定のカテゴリーの診断基準も満たさない一定の理由を伝えられるように設けられた。そのカテゴリーの名称に続いて特定の理由を記録する。例えば、<u>臨床的に意味のある抑うつ症状が4週間続いているが、その症状は抑うつエピソードの診断閾値には達しない人に対して、臨床家は「他の特定される抑うつ障害、不十分な症状を伴う抑うつエピソード」と記録するだろう。もし、臨床家が、ある特定の疾患の基準が満たされていないという理由を特定しないことを選択するならば、そのときは、「特定不能の抑うつ障害」と診断されるだろう。他の特定される疾患と特定不能の疾患との違いは臨床家の判断に基づいており、診断に最大限の柔軟性をもたらすことに注意せよ。</u>臨床家が、臨床像自体のなんらかの特徴に基づいて、他の特定される疾患と特定不能の疾患とを区別する必要はない。臨床家が臨床症状の性質を特定する証拠があると結論づける場合には、他の特定される診断を下すことができる。臨床家が臨床症状をさらに特定したり記述したりができない場合には、特定不能のという診断を下すことができる。このことは臨床診断にすべて委ねられている。（下線は筆者による）

スライド 53

NOSの、DSM-Ⅳ-TRからDSM-5への変遷
（操作性の厳守から例外設定へ　→　この一事によって操作性は失われた！）

DSM-Ⅳ-TR　　　　　　　DSM-5

特定不能の
Not Other Specified

例：大うつ病性障害の基準Aの
9項目中5項目未満
【特定不能の大うつ病性障害】

他の特定される
Other Specified

【他の特定される抑うつ障害、
不十分な症状を伴う抑うつエピソード】

臨床家の判断
（操作性の放棄）

特定不能の
Unspecified

【特定不能の抑うつ障害】

スライド 54

スライド 53
スライド 54

　さて、DSM-Ⅲ-R から DSM-Ⅳ-TR まで一貫してありました「特定不能の（NOS）」がこのたびの DSM-5 ではなくなりました。そしてそれに取って代わりましたのが「他の特定される（Other Specified）」と「特定不能の（Unspecified）」の2つで、要は NOS がこれら2つに解体されたのですが、「特定不能の（Unspecified）」が残されている以上はこれまでの NOS についての議論はそのままに当て嵌まるのです。加えて、これまでの厳密な操作性はいったい何だったのかと思わせる重大な変更がさりげなく行われました。

　上段のスライド 53 をご覧ください。これは DSM-5 に掲載されている「『他の特定される疾患』および『特定不能の疾患』のカテゴリーの使用」の但し書きです。まず「診断の特異性を高めるために、DSM-5 は、以前の『特定不能』という名称を、臨床的使用のための2つの選択肢に置き換えた」とあり、このたびの変更が診断の特異性を高めるための措置であることが述べられています。それに続いて「他の特定される疾患というカテゴリーは、臨床家が、その症状がある診断領域内のいかなる特定のカテゴリーの診断基準も満たさない一定の理由を伝えられるように設けられた。〈中略〉臨床家が臨床症状をさらに特定したり記述したりができない場合には、特定不能のという診断を下すことができる」とあり、要は旧来の NOS を、NOS にする一定の理由が有るか無いかによって「他の特定される（Other Specified）」と「特定不能の（Unspecified）」との2つに区分したというわけです。NOS とする一定の理由があれば、確かにその理由を記載することはそうと診断した根拠をいささかは明確にすることにもなりましょうが、しかしそれは「診断の特異性を高める」という文言で表現されることなのでしょうか。というのも、元々は「特定のカテゴリーの診断基準も満たさない」NOS であったのですから。何ゆえにこうした区別を設けるのか、私にはわからないのですが、下線を引きました例を見てみれば、こうした措置が阿呆らしいの一言に尽きるものであることがわかってまいります。

　さて、その例は次のように記載されています。「臨床的に意味のある抑うつ症状が4週間続いているが、その症状は抑うつエピソードの診断閾値には達しない人に対して、臨床家は『他の特定される抑うつ障害、不十分な症状を伴う抑うつエピソード』と記録するだろう」。つまり、うつ病（DSM-5）/大うつ病性障害の診断には診断基準 A の9項目中5項目以上を必要としますが、その項目数が5項目未満すなわち症状数不足の場合には、これが「不十分な症状を伴う」という理由となって「他の特定される抑うつ障害」という診断名になるというわけです。症状数不足をもってはたして「診断の特異性を高める」とか、「特定される」とか言うのでしょうか、私はただただ呆れ果てるばかりですが、こうした私のような異論を抱く人のためにでしょうか、最後に「もし、臨床家が、ある特定の疾患の基準が満たされていないという理由を特定しないことを選択するならば、そのときは、『特定不能の抑うつ障害』と診断されるだろう。他の特定される疾患と特定不能の疾患との違いは臨床家の判断に基づいており、

「他の特定される疾患」および「特定不能の疾患」のカテゴリーの使用
（DSM-5から）

　診断の特異性を高めるために、DSM-5は、以前の「特定不能」という名称を、臨床的使用のための2つの選択肢に置き換えた。すなわち、他の特定される疾患および特定不能の疾患である。

　他の特定される疾患というカテゴリーは、臨床家が、その症状がある診断領域内のいかなる特定のカテゴリーの診断基準も満たさない一定の理由を伝えられるように設けられた。そのカテゴリーの名称に続いて特定の理由を記録する。例えば、<u>臨床的に意味のある抑うつ症状が4週間続いているが、その症状は抑うつエピソードの診断閾値には達しない人に対して、臨床家は「他の特定される抑うつ障害、不十分な症状を伴う抑うつエピソード」と記録するだろう。もし、臨床家が、ある特定の疾患の基準が満たされていないという理由を特定しないことを選択するならば、そのときは、「特定不能の抑うつ障害」と診断されるだろう。他の特定される疾患と特定不能の疾患との違いは臨床家の判断に基づいており、診断に最大限の柔軟性をもたらすことに注意せよ。</u>臨床家が、臨床像自体のなんらかの特徴に基づいて、他の特定される疾患と特定不能の疾患とを区別する必要はない。臨床家が臨床症状の性質を特定する証拠があると結論づける場合には、他の特定される診断を下すことができる。臨床家が臨床症状をさらに特定したり記述したりができない場合には、特定不能のという診断を下すことができる。このことは臨床診断にすべて委ねられている。（下線は筆者による）

スライド 53

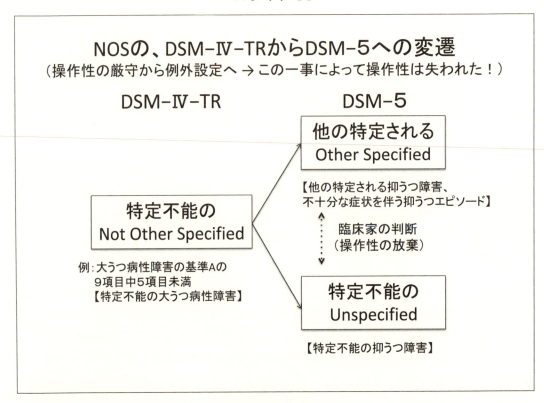

スライド 54

診断に最大限の柔軟性をもたらすことに注意せよ」という、いわば'逃げを打つ'文言が準備されていまして、最後の最後になってDSM-5は自ら行ったNOSの二分を台無しにしており、いったい何のためにNOSを二分したのかと呆れてしまいます。そして私が先に「これまでの厳密な操作性はいったい何だったのかと思わせる重大な変更」と述べていましたことに触れますと、ここには「臨床家の判断」、「診断に最大限の柔軟性」という文言がありますが、はたしてこれまでのDSM-III～DSM-IV-TRにこうした文言はあったでしょうか。まったくなかったはずです。ひたすらマニュアルに従って診断名を与えることを要求していたのであって、ここに至ってDSMは己の根本原則であったはずの操作性を放棄したのです！

　下段のスライド54をご覧ください。上段のスライド53で長々と説明いたしましたことをわかりやすく図示したものですが、このスライド54には私は「NOSの、DSM-IV-TRからDSM-5への変遷（操作性の厳守から例外設定へ → この一事によって操作性は失われた！）」というタイトルを与えました。もはや説明は省きますが、「他の特定される（Other Specified）」とするか、「特定不能の（Unspecified）」とするかは、両方向の点線の矢印で示しましたように臨床家の判断に任せられているのです。それにつけても、アメリカという国あるいはアメリカ人は良きにつけ悪しきにつけ自己主張が強い国であり人ですが、同じアメリカ精神医学会という組織が刊行した、DSMという同じシリーズでありながら、Spitzer（DSM-III）からFrances, A.（DSM-IV）へ、さらにKupfer, D.J.（DSM-5）へと作成委員長が代わるたびに、よくもまあ、こうも変更を加えるものだと呆れてしまいます。組織としての一貫性、同じシリーズとしての一貫性はどこへやら、到々根本原則である操作性すらもDSM-5は放棄してしまいました。

1992〜2001年の東大病院精神科における
筆者初診患者629名の診断区分

診断区分		人数（名）	百分率（%）
疾患診断	確診	400	63.6
	疑診	130	20.7
状態像診断		40	6.4
症状診断		28	4.4
保留		31	4.9
総計		629	100.0

疑診（20.7%）

広義の診断保留（15.7%）

スライド55

筆者における疑診ならびに診断保留

状態像診断→疾患診断という2段階の診断過程を前提として、

Ⅰ. 疑診
① 疾患診断にまで至ったものであるが、その疾患名に対する確信度において確診（確定診断）に劣るという消極的な疑診（ただし、確診との間に決定的な差異はない）。
② 疾患の初期状態および重症の疾患を見落とす危険性を考慮して行う積極的な疑診（予見と疑見）。

Ⅱ. 広義の診断保留
① 状態像診断：当該の状態像が個々の疾患に特有な定型的なものでなく、疾患診断に到達できない場合に状態像名をもって取り敢えずの診断名とするものである。
② 症状診断：疾患診断はおろか状態像診断も不可能である場合に病像を少しでも表わそうとして与える窮余の一策であって、主だった症状名を1（〜2）個挙げて、それを取り敢えずの診断名とするものである。

状態像診断と症状診断はともに疾患診断を求めて得られず、やむなくそれらに留まった消極的な保留であるのに対し、

③ 保留：疾患診断は不明ながら広く外因性精神疾患が、とりわけ身体疾患による症状性精神病が疑われる、ないし少なくともその可能性があり、治療を始めるにあたってはその確定あるいは除外が必須であると考えて行う、疾患診断を求めるがゆえに敢えて診断名を与えないという積極的な保留であって、「成因を探索すべく、急ぎ検査を要する」という意味合いを有するものである。

スライド56

スライド 55
スライド 56

　先に、私は NOS を「診断が少しく困難な症例に出くわした際に我々精神科医をして容易にその診断になびかせて（DSM では'歴とした'診断名ゆえに）、診断の確定を求めて努力することを怠らせることになる」と批判し、そしてそのモデルとしてスライド 52「X 障害の診断基準 A の症状も Y 障害の診断基準 A の症状もあるが、ともに診断基準を満たさない時（DSM-Ⅳ-TR）」を示し、DSM では特定不能のX障害、特定の不能のY障害、もしくは特定不能のX障害と特定の不能のY障害の comorbidity とされてしまうと述べました。その際に、そうした場合には旧来診断では一元的に理解して Z 病ないしその疑診とするか、一元的な理解ができないならば診断を保留するということを対置しておきました。この違いの由って来るところは、DSM が NOS をも設けてすべての症例に確定診断を与えるのは要は考えないからであって、旧来診断が確定診断のほかに疑診や診断保留を設けているのは考えるからなのです。

　その旧来診断では考えるということの 1 つの例として、私の診断のあり方をここで紹介しておきます。

　上段のスライド 55 には、1992 〜 2001 年の東大病院精神科における私の初診患者 629 名の診断区分を掲げておきました。各々の診断区分は後に説明しますが、確定診断は 63.6%、疑診は 20.7%、広義の診断保留（状態像診断、症状診断、保留）は 15.7% でした。疑診と広義の診断保留を合わせますと 36.4% と 1/3 を超えますが、これを見ても初診の段階で確定診断はそうそう与えられるものではないことがおわかりいただけると思います。

　下段のスライド 56 はいま述べました診断区分を説明したものですが（確定診断は省略しています）、これはスライド 3 で示しておきました状態像診断→疾患診断という 2 段階の診断過程を前提としております。まずはⅠ. 疑診ですが、これには①疾患診断にまで至ったものであるが、その疾患名に対する確信度において確診（確定診断）に劣るという消極的な疑診（ただし、確診との間に決定的な差異はない）と、②疾患の初期状態および重症の疾患を見落とす危険性を考慮して行う積極的な疑診（予見と疑見）との 2 種があります。次いでⅡ. 広義の診断保留ですが、これには①状態像診断：当該の状態像が個々の疾患に特有な定型的なものでなく、疾患診断に到達できない場合に状態像名をもって取り敢えずの診断名とするもの、②症状診断：疾患診断はおろか状態像診断も不可能である場合に病像を少しでも表わそうとして与える窮余の一策であって、主だった症状名を 1（〜 2）個挙げて、それを取り敢えずの診断名とするもの、③保留：疾患診断は不明ながら広く外因性精神疾患が、とりわけ身体疾患による症状性精神病が疑われる、ないし少なくともその可能性があり、治療を始めるにあたってはその確定あるいは除外が必須であると考えるものの 3 種がありますが、①の状態像診断と②の症状診断はともに疾患診断を求めて得られず、やむなくそれらに留まった消極的な保留であるのに対し、③の保留は疾患診断を求めるがゆえに敢えて診断名を与えず、「成因を探索すべく、急ぎ検査を要する」という意味合いを有する積極的な保留という違いがあります。

予見と疑見：疑わしきは罰す！

予見の必要性：治療とは現在の状態を改善するだけでなく、近未来の来るべき状態の予防をも含むものである。
　→ 重症な疾患の初期が疑われた場合には積極的な疑診
　　（初期診断）

疑見の必要性：より重症の疾患を見逃すことの、患者に与える被害の重大性。
　→ より重症な疾患が疑われた場合には積極的な疑診
　　（間違った場合でも、それは必要悪としての偽陽性）

スライド 57

スライド57

　いま疑診の②として「疾患の初期状態および重症の疾患を見落とす危険性を考慮して行う積極的な疑診（予見と疑見）」を挙げましたが、このことは臨床診断学上きわめて重要な部分でありまして、また後の紹介しますDSMの「暫定診断」との対比の上でも是非お話ししておかねばなりません。

　スライド57をご覧ください。スライドでは「予見と疑見：疑わしきは罰す！」と題してその要点のみを記しておりますが、いま少し説明を加えておきたいと思います。

　まずは予見の必要性に関してですが、それは治療というものは現在の状態を改善するだけでなく、近未来の来るべき状態を予測して、それを防止することにもあると思うからであり（このことは統合失調症における再発予防とか、躁うつ病における病相予防とか、いったん診断が確定された後には十分に考慮されていると思えますが、診断を進めていく過程においては留意されることが少ないように思えます）、そうであるならば診断は現在状態に基づくだけでなく、近未来の状態像への予見をも含んでなされるべきものと考えられるからです。それでは臨床診断において予見を含むとは、具体的にはどういうことを意味するのでしょうか。私の考えるところでは、それは疾患の完成形態だけでなく、その萌芽形態を、言葉を換えれば初期段階をも診断しうるということです。俗に「名医」と言われる人は「一を聞いて十を知る」ことが現在の状態像の確定においてだけでなく、この近未来の状態像の予見においても発揮される人に違いありません。それは目につきにくいものではありますが（予防的対応が成功しますので）、それなくしては常に「予想外」の状態変化にたじろぎ、治療が後手後手へと回らざるをえなくなります。

　次いで疑見の必要性に関してですが、ここに私が「疑見」なる新造語を用いて表現したいことは、鑑別診断にあたっては常により重症の疾患の可能性を疑うという診断姿勢のことです。と言いますのは、我々が患者を前にして臨床診断を行う際には、可能性のあるいくつかの鑑別疾患の中からまずは最重症の疾患の可能性を検討し、順次その手続きをより軽症の疾患へと及ぼしていくことが習い性となっていますように、重症の疾患を見逃すことが患者に与える被害がいかに大きく、取り返しのつかないものになるかを我々が知っているからでして、したがって重症の疾患が疑われた場合にはより軽症の疾患である可能性を考慮しつつも、なお決然とそうと、すなわち重症の疾患であると診断し、それに対応した治療を始めなければならないからです。以上述べました考え方を別の言葉で表現しますと、より重症の疾患の診断に際しては偽陽性 false positive を含むのも致し方がない、あるいはそれは必要悪であるということですが、もちろんこれは、診断は治療方針を立てるための仮説の設定であり、新たな情報の入手次第ではいつでもその仮説を、すなわち診断を変更するというスタンスのもとに初めて許される必要悪です。

　以上、積極的な疑診としての予見と疑見の必要性を述べましたが、これは臨床の実際において決して欠かしてはならないものだと私は考えています。

DSMにおける「疑診」

暫定診断 provisional diagnosis

　「暫定」という特定用語を使うことができるのは、<u>ある疾患の基準が完全に満たされるであろうと強く推察はされるものの、確定診断を下すために十分な情報がまだ得られていない場合（①）</u>である。臨床家は診断名の後に「（暫定）」という記述を付記することで、その診断的不確実性を示すことができる。例えば、うつ病をもっているように見える人が十分な病歴を語ることができず、そのため基準を完全に満たすことができないような場合、この診断が使われるかもしれない。その他、この「暫定」という用語が使用されるのは、<u>鑑別診断が病気の期間だけで決められる状況（②）</u>においてである。例えば、統合失調症様障害の診断には、症状の継続が少なくとも1ヵ月以上6ヵ月未満の期間を要することから、<u>寛解する前に指定する</u>には暫定診断のみで可能である。（下線ならびに①、②は筆者による）

①症状数不足
②罹病期間不足 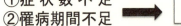 暫定診断　　予見と疑見を含んだ本来の疑診とは似ても似つかぬものである。

スライド58

スライド58

　いま旧来診断の、とは言っても私の診断区分とそこにおける疑診と診断保留の意味するところを述べましたが、次にそれとの対比でDSM診断におけるそれらの類似物を見てみることにしましょう。「類似物」と述べましたのはDSMには「診断保留」という用語はなく、また先に述べました「特定不能の（NOS）」（DSM-Ⅲ-R～DSM-Ⅳ-TR）ないし「他の特定される（Other Specified）」と「特定不能の（Unspecified）」（DSM-5）があることによってすべての症例に確定診断が与えられますので「疑診」もなく、それらに代わって唯一「暫定診断 provisional diagnosis」があるだけだからです。

　スライド58はその「暫定診断」の項を最新のDSM-5から転載したものです。次のように記載されていますが、下線ならびに①、②は私が付したものです。「『暫定』という特定用語を使うことができるのは、ある疾患の基準が完全に満たされるであろうと強く推察はされるものの、確定診断を下すために十分な情報がまだ得られていない場合（①）である。臨床家は診断名の後に『（暫定）』という記述を付記することで、その診断的不確実性を示すことができる。例えば、うつ病をもっているように見える人が十分な病歴を語ることができず、そのため基準を完全に満たすことができないような場合、この診断が使われるかもしれない。その他、この『暫定』という用語が使用されるのは、鑑別診断が病気の期間だけで決められる状況（②）においてである。例えば、統合失調症様障害の診断には、症状の継続が少なくとも1ヵ月以上6ヵ月未満の期間を要することから、寛解する前に指定するには暫定診断のみで可能である」。

　その言わんとするところを転載文の下にまとめましたが、①は症状数不足を意味しており、例としてあげられたうつ病（「うつ病〈DSM-5〉／大うつ病性障害」のこと：筆者注）では5項目以上を必要としますが、それが4項目あるいは3項目しかなくとも、情報が十分に得られるならば5項目以上となるであろうと推察される場合には「うつ病（暫定）」と記していいと言っているのです。また②は罹病期間不足を意味しており、例としてあげられた統合失調症様障害は1ヵ月以上6ヵ月未満の罹病期間を要しますが、例えば罹病期間がまだ1ヵ月未満ではあっても1ヵ月以上は続き6ヵ月未満には終了するであろうと予測される時、あるいは罹病期間がすでに1ヵ月は超えているが6ヵ月未満には終了するであろうと予測される時には「統合失調症様障害（暫定）」と記していいと言っているのだと思われます。

　以上をまとめますと、症状数不足と罹病期間不足からなるDSMの暫定診断には、スライド56で述べました私の疑診のうちのⅠの①の消極的な疑診に近いものがあるだけであって、スライド56、57で述べましたⅠの②の予見と疑見という積極的な疑診はないのです。

　余談ですが、例として統合失調症様障害を取り上げた文章中に下線をひきました「寛解する前に指定するには」という文言について一言述べたいと思います。正直言って驚きましたが、臺弘先生の記された一節「診断は治療の侍女であって主人ではない」にありますように、診断は治療方針の決定のためにこそあるのでして、当然のことながら診断という営みが行われるのは必ず「寛解する前」、いやもっと正確に言えば治療を開始する前なのです。こんな言うまで

DSMにおける「疑診」
暫定診断 provisional diagnosis

　「暫定」という特定用語を使うことができるのは、ある疾患の基準が完全に満たされるであろうと強く推察はされるものの、確定診断を下すために十分な情報がまだ得られていない場合（①）である。臨床家は診断名の後に「（暫定）」という記述を付記することで、その診断的不確実性を示すことができる。例えば、うつ病をもっているように見える人が十分な病歴を語ることができず、そのため基準を完全に満たすことができないような場合、この診断が使われるかもしれない。その他、この「暫定」という用語が使用されるのは、鑑別診断が病気の期間だけで決められる状況（②）においてである。例えば、統合失調症様障害の診断には、症状の継続が少なくとも1ヵ月以上6ヵ月未満の期間を要することから、寛解する前に指定するには暫定診断のみで可能である。（下線ならびに①、②は筆者による）

①症状数不足
②罹病期間不足　→　暫定診断　　予見と疑見を含んだ本来の疑診とは似ても似つかぬものである。

スライド58

もなく当たり前のことを前提として、「寛解する前に指定するには」という文言を読みますと、DSM診断は「寛解した後」を旨としているのか、また先の臺先生の一節をひっくり返した「治療は診断の侍女であって主人ではない」と考えているのかと疑ってしまいます。私は本発表において、これまでの項でもDSMがいかに臨床的ではないか、いやそれは反臨床的と言ってもいいほどではないかを論じてきました。そして、次第にDSM作成者たちはそもそも精神科臨床医ではないのではないか、よしんば精神科臨床に従事したことがあったとしてもそこから臨床の何たるかを何も学んでいないのではないか、そう考えないかぎりはDSMの数々の欠陥は理解できないと考えるようになってきていましたが、そうした私の疑義に彼らがどう抗弁しようとも、この「寛解する前に指定するには」の一節は彼らがそうした存在でしかないことをはっきりと明示しているように思います。その一節はまさに'語るに落ちた'ものなのです。

疾患概念と臨床診断の考え方の対比

疾患概念とは多数例に基づく遡向的な事実認定である
vs.
臨床診断とは1例に対する前向的な仮説設定である

	対象	時間的ベクトル	作業内容
疾患概念	多数例	遡向的	事実認定	→ 疾患分類学 nosology
臨床診断	1 例	前向的	仮説設定	→ 臨床診断基準 diagnostic criteria

疾患概念と臨床診断とは対象（多数例 vs. 1例）、時間的ベクトル（遡向的 vs. 前向的）、作業内容（事実認定 vs. 仮説設定）において対極的である。

スライド 59

⑤成因論の排除

スライド 59

「2）考えない」の最後、「⑤成因論の排除」の議論に入ります。

　ご存知のように、DSM は成因に関して「無理論的 atheoretical」を標榜しておりまして、その疾患分類は基本的に症状と経過に基づいて定められています。ここにおいて「無理論的」という言葉で成因論は排除されているのですが（ただし、例外があり、外傷後ストレス障害、適応障害、物質関連障害、一般身体疾患による精神疾患の4種は明らかに成因を明示しており、また解離性障害も解離 dissociation という心的機序を疾患名に冠しており、密やかながら成因が示唆されています）、はたして成因論を欠いた疾患分類学は医学と呼べるものなのでしょうか。それと言いますのも、医学とはつまるところ治療学であり、そして治療というものは、細菌に対する抗生物質の有効性にみるように成因を標的として初めて完全な成功を治めるのであって、ゆえに症候を形成する成因を求め続けてきたのが医学の歴史であるからです。精神医学も例外ではなく、近代以降、個々には不明な点が多いとしても想定される成因を外因、内因、心因と三大別してきたのも、それが治療の基本的枠組みを与えてくれるからなのです。

　こうした成因を求め続けてきた、そして今も求め続けている医学の歴史を顧みますと、何ゆえに今になって成因論を棚上げした疾患分類学を作ろうとしたのか、私には気が知れません。もちろん私とて、DSM-Ⅲ が作成された 1980 年当時のアメリカにおいては、それまでそれ一辺倒であった精神分析学と台頭しつつあった生物学的精神医学が妥協するには成因論を棚上げするしかなかったという事情は承知しておりますが、しかし疾患分類学において成因論は決して欠いてはならないのであって、それと言うのも成因論を欠けば精神医学が医学ではなくなってしまうからです（DSM はそれまでの精神分析学に取って代わることによって精神医学の医学化 medicalization を図ったと言われていますが、私の目から見れば、成因論を排除することによって、皮肉なことに精神分析学とは別の意味で精神医学の脱医学化 demedicalization を推し進めたのです）。

　新たな疾患単位ないし臨床単位を発見すべく、「臨床的方法」によって自らは緊張病および類破瓜病の概念を提唱し、また弟子の Hecker,H. をして破瓜病の概念を提唱せしめた Kahlbaum, K.L.、その衣鉢を継いだ Kraepelin,E. より前の、19 世紀のドイツ、フランスの精神医学を繙いてみますと、1つの症状をもって1つの疾患と考える、言うならば1症状1疾患論から、種々異なる症状は1つの精神疾患の時期的現れの差にすぎないとする単一精神病論へと変遷していったことが看て取れますが、1980 年の DSM-Ⅲ から 2013 年の DSM-5 までの DSM の歴史はまさにこの 19 世紀の精神疾患論の変遷ぶりをなぞっているように思われます。それと言いますのも、DSM-Ⅲ〜DSM-Ⅳ-TR までは先に述べました1つの症状複合体でもって1つの疾患（時には症状複合体の症状数によって、あるいは罹病期間によって、2つにも3つにも分けられます）と看做していたのが、DSM-5 になると、急にスペクトラム障害、例えば統合失調症スペクトラム障害 Schizophrenia Spectrum Disorder、自閉症スペクトラム障

疾患概念と臨床診断の考え方の対比

疾患概念とは多数例に基づく遡向的な事実認定である
vs.
臨床診断とは1例に対する前向的な仮説設定である

	対象	時間的ベクトル	作業内容
疾患概念	多数例	遡向的	事実認定	→ 疾患分類学 nosology
臨床診断	1 例	前向的	仮説設定	→ 臨床診断基準 diagnostic criteria

疾患概念と臨床診断とは対象(多数例 vs. 1例)、時間的ベクトル(遡向的 vs. 前向的)、作業内容(事実認定 vs. 仮説設定)において対極的である。

スライド 59

害 Autism Spectrum Disorder という形で、これまでは種々分別されてきた疾患群が連続体と看做されてきているからです。離合集散もいいところなのですが、こうした疾患分類の流れは、私から見れば DSM はこの 1 世紀の精神医学の成果をさながら '御破算で願いまして' で帳消しにして、精神医学を 19 世紀へと引き戻してしまったとしか思えません。それは進歩ならぬ退歩であり、そうと賞揚されてきた精神科診断学の「革命」ではなく「反動」でしかありませんが、それを引き起こした元凶はつまるところ成因論の排除なのです。

さて、皆さんの中に、これまでの論述で私が DSM を疾患分類学と呼んでいることに対して、「いや、DSM は臨床診断基準でしょう？」との異議を抱かれた方もおられることと思います。その異議にお答えしようと思いますが、その前提として疾患概念と臨床診断、その集約としての疾患分類学と臨床診断基準について私の考えるところをお話ししておきます。

スライド 59「疾患概念と臨床診断の考え方の対比」には、以下に説明する議論の結論を示しておきました。説明いたしますが、近代精神医学の創始者ともいえる Kraepelin が進行麻痺をモデルとして成因—症状—経過—転帰—病理所見の一連の組み合わせによる疾患単位 Krankheitseinheit の概念を提唱したことは周知のことと思いますが、Kraepelin の指し示したこうした疾患単位の考え方は、彼の目論みとは違って今なお精神医学においては〈成因〉も不明でかつ〈病理所見〉の得られていない臨床単位が多数を占め、そうした臨床単位が症状—経過—転帰による取り敢えずの、いわば括弧付きの「疾患単位」に留まっているのが現状であるとしても、現在でもなお概ね妥当な見解であろうと思われます（ただし、現代においてはさらに、〈成因〉と〈症状〉の間に〈病態生理〉ならびに〈病態心理〉を介在させるべきです）。ここで重要なことは、それは疾患単位の成立には〈経過〉や〈転帰〉、さらに端的には〈病理所見〉を要件とすることに示されますように、疾患概念とは遡向的 retrospective な解析によって、そしてそれも 1 例の解析ではなく、類似した多数例の検討をへて与えられる事実認定であるということです。ですから、「疾患概念とは多数例に基づく遡向的な事実認定である」と述べうるのですが、一方我々が日々臨床の場で行っている臨床診断とはいかなるものでしょうか。臨床診断というものが個々の症例に対して、かつもっぱら治療方針の決定のために行われるものであることは論をまちませんが、治療というものが、救急例を思い浮かべればすぐにわかりますように、原則的には '待ったなし' のものであり、現在から未来に向かって行われるもの、すなわち前向的 prospective なものである以上、その方針を決定するための診断は、常にその時点その時点において、情報の多い少ないにかかわらず、得られているかぎりの情報に基づいて、暫定的であれ決められなければならないという性質を有するものです。ここに臨床診断とはその本性として仮説設定であり、その意味において臨床診断もまた治療と同様に前向的なものと言わざるをえません。「疾患概念とは多数例に基づく遡向的な事実認定である」という先の言い方を真似て言いますならば、ここに「臨床診断とは 1 例に対する前向的な仮説設定である」と言えるであろうと思います。もちろん、ある 1 例に対していかなる仮説を設定するか、すなわちいかなる臨床診断名を与えるかにあたっては、多数例から得られた事実認定

疾患概念と臨床診断の考え方の対比

疾患概念とは多数例に基づく遡向的な事実認定である
vs.
臨床診断とは1例に対する前向的な仮説設定である

	対象	時間的ベクトル	作業内容	
疾患概念	多数例	遡向的	事実認定	→ 疾患分類学 nosology
臨床診断	1 例	前向的	仮説設定	→ 臨床診断基準 diagnostic criteria

疾患概念と臨床診断とは対象（多数例 vs. 1例）、時間的ベクトル（遡向的 vs. 前向的）、作業内容（事実認定 vs. 仮説設定）において対極的である。

スライド 59

としての疾患概念が最大の準拠枠になることは改めて述べるべくもないことです。

　以上述べました疾患概念と臨床診断の違いを、対象、時間的ベクトル、作業内容に分けてスライド59に表示しましたが、疾患概念と臨床診断の考え方を対比すれば、上述の項目に関して各々、「多数例に基づく―1例に対する」、「遡向的な―前向的な」、および「事実認定―仮説設定」となり、両者の考え方がまったく対極的なものであることがよくわかると思います。なお、疾患概念を集約し、体系づけたものが疾患分類学 nosology であり、また臨床診断に基準を定めたものが臨床診断基準 diagnostic criteria ですが、その成り立ちからいってこの両者もその考え方において対極的といえるものなのです。

　先に「臨床診断とは1例に対する前向的な仮説設定である」であると述べましたが、これを自験救急例を取り上げて、それをより一層具体的に示すとともに、「診断」とはより正確にはわが国古来の言葉である「診立て」と呼ぶのが相応しいものであることを追加しておきます。

　その自験救急例とは私がまだ若かりし頃、精神科病院の当直で経験した1例です。救急車を病院玄関で出迎えた私がそこで目にしましたものは、救急隊員2名に抱きかかえられるようにして連れてこられた、もつれあった2名の若年の男女で、ものすごい形相とうなり声で歯を食いしばり口から血を流している女性の口に男性が箸とともに指を突っ込んでいる姿でした。その様子から患者は女性の方だとすぐに気付かれましたが、男性の話すところによれば、自分は兄で一緒に夕飯を摂っていたところ、患者が「自分は二枚舌で、一枚余分なので切り取る必要がある」と言って急に歯で舌を噛み切ろうとしたので咄嗟に持っていた箸を患者の口に突っ込んだ、自分の指も噛まれているとのことでした。病歴を取る暇もなく、私はその凄まじい興奮ぶりと「二枚舌‥‥」という発言から、症状として緊張病性興奮、精神面での「二枚舌」という比喩が身体面で「実際に舌が二枚ある」というふうに具象化していること、およびそれに基づく短絡行為があり、疾患としてはたぶん統合失調症であろうと診断して、すぐさまイソミタールの静注で患者を入眠させ、当時盛んに行われていた「3者混筋注」〈セレネース5mg 1A、ヒルナミン25mg 1A、ピレチア25mg 1A〉を施したのでした（興奮が治まった後の詳しい診察で、患者はその時点以前に統合失調症の幻覚妄想状態にあったことが判明しました）。

　簡単な病歴や、体温、脈拍のような最低限の理学的所見すら取る暇もなく、また血算、血液生化学のような簡単な臨床検査なぞを行う時間もなく、ただちに患者が自分の舌を噛み切るのと兄の指が噛み切られるのとを防ぐために行った上記の処置は、先にも記したように緊張病性興奮、比喩の具象化、短絡行為という症状があり、疾患は統合失調症であろうと私が診断したゆえなのですが、ここで行った診断は「～であろう」と述べていますようにあくまでも仮説設定であり、具体的には病名の暫定的付与であって、その付与した主体は他ならぬ、主治医である私なのです。その点で、これは確定診断を意味する「診断ず」（診て、断ずる）ではなく、自分が診察した患者を準拠枠ないし先例に擬して○○病ではないかと自らが立論することを意味する「診立て」（診て、立てる）の方が適切なのです。幸いなことに、この患者は「診立て」どおりでしたが、数日前から風邪様の微熱があり、血算では白血球増多、血液生化学では

疾患概念と臨床診断の考え方の対比

疾患概念とは多数例に基づく遡向的な事実認定である
vs.
臨床診断とは1例に対する前向的な仮説設定である

	対象	時間的ベクトル	作業内容
疾患概念	多数例	遡向的	事実認定
臨床診断	1 例	前向的	仮説設定

疾患概念 → 疾患分類学 nosology
臨床診断 → 臨床診断基準 diagnostic criteria

疾患概念と臨床診断とは対象(多数例 vs. 1例)、時間的ベクトル(遡向的 vs. 前向的)、作業内容(事実認定 vs. 仮説設定)において対極的である。

スライド 59

炎症反応があるというように臨床情報が出揃ってくるならば「脳炎ではないか？」と最初の統合失調症との仮説設定を捨てて再度の仮説設定をも要するのです。すなわち、仮説設定である以上、追加される臨床情報次第によってはただちに当初の「診立て」、すなわち病名の暫定的付与を変更していかなければならないのです。以上、1救急例の診察ぶりを紹介して、臨床診断なるものが、与えられた情報がどんなに少なかろうとも行わなければならない治療のための前向的仮説設定であり、それは本来「診立て」と呼ばれるのが相応しいものであることを述べました。

Kraepelin,E.による疾患概念と中安信夫による現代的修正

【Kraepelin,E.】
　　　成因――――――――――症候―経過―転帰―病理所見

【中安信夫】
〈身体疾患〉
　　　成因―病態生理――――――症候―経過―転帰―病理所見

〈精神因（心因）性精神疾患〉
　　　成因――――――病態心理―症候―経過―転帰
　　　　　　　　　（精神力動）

〈身体因（外因、内因）性精神疾患〉
　　　成因―病態生理―病態心理―症候―経過―転帰―病理所見

【DSM】　　　　　　　　　　症状―経過

　DSMは、臨床診断基準とはいいながら本来の疾患分類学から症状と経過のみを切り出した、はなはだ不完全な疾患分類学であって、言うならば臨床単位分類学である。

スライド60

スライド60

　疾患概念と臨床診断、その集約としての疾患分類学と臨床診断基準について私の考えるところをお話ししましたが、このことを前提として、臨床診断基準として提唱されているDSMを私が何ゆえに疾患分類学と呼んでいるのか、それについてお答えしようと思います。

　スライド60に示しましたものは、Kraepelinが提出しました疾患概念とそれに対する私の現代的修正です。私によって修正された疾患概念を、身体疾患と精神疾患とに、さらに精神疾患を精神因（心因）性精神疾患と身体因（外因、内因）性精神疾患とに分けて示しましたが、身体疾患の疾患概念において、Krapelinのそれに欠けていた病態生理pathophysiologyを成因と症候の間に挿入しましたのは成因が即、症候を形成するのではなく、成因によって形成される病態生理が症候を形成すると考えられるからでして、私が改めて述べるまでもなくすでに周知のことであろうと思います。精神因性精神疾患の場合には、しかるべき病態生理が存するとは考えられず、成因が直接的に、この領域では従来精神力動psychodynamicsと称されてきました病態心理pathopsychologyを形成すると考えられます（なお、病理所見は存するとは思えません）。問題となりますのは、外因性ならびに内因性からなる身体因性精神疾患の概念です。それに関しましては図示しましたように、私は先に述べました身体疾患の病態生理と症候の間にさらに病態心理を挿入しましたが、これは身体因性である以上、病態生理が想定されるのは当然のことですが、精神疾患である、すなわち症候が精神症候であるからには、病態生理が即、症候を形成するのではなく、病態生理はそれに相応した病態心理を引き起こし、それが精神症候となって顕現すると思われるからです。なお、説明が前後しましたが、ここに病態心理とは「個々の精神症候、一定のまとまりのある精神症候群、究極的にはある特定の疾患で出現するすべての精神症候の形成を説明する心理学的機序」を意味しています。

　最後にDSMの位置付けをお示しします。いま「位置付け」と述べましたが、DSMは一応は臨床診断基準となっているのですから、先のスライド59で述べましたようにそれと対極の概念である疾患概念を図示したこのスライド60の中に本来はその位置を占めることはできないはずなのです。しかしながら、私は位置を占めさせ、その内容を 症状—経過 と記しました（注釈しますが、「症候」ではなく「症状」と書いておりますのは、「1）感じない」で述べておきましたようにDSMには徴候がないからです）。何ゆえかと言いますと、DSMでは、例えば罹病期間によって短期精神病性障害、統合失調症様障害、統合失調症が区分されますように、診断に際して経過を重要な指標としているからです。ここにおいて罹病期間という経過はもちろん遡向的な事実認定として与えられるもので、そして先のスライド59で説明しましたように「遡向的」、「事実認定」は疾患概念を構成する要素ですので、ですからDSMは臨床診断基準とはいいながら、そのじつ疾患分類学であると考えたのです。

　以上、DSMは臨床診断基準ではなく疾患分類学であるとの理由を説明しましたが、付言いたしますと、その疾患分類学は本来の疾患分類学から症状と経過のみを切り出した、はなはだ不完全な疾患分類学であって、言うならば臨床単位分類学なのです。

EBM／アルゴリズム治療による非主体的・受動的治療

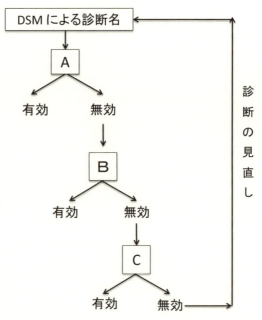

1) 治療法A、B、Cの各々の有効性はEBMにより証明されており、またそれらの選択順序はあらかじめ決定されている。

2) 各々の治療法の効果は診断病名ごとに定められた一定の治療期間後に有効―無効で判定される。

3) 診断の見直しは最終選択である治療法Cが無効と判定されて初めて行われる。

スライド 61

成因論を欠いた臨床単位分類学であるDSMから導き出せる治療は対症療法でしかない！

　成因論を欠いた、症状―経過のみの臨床単位分類学であるDSMからは、治療法は症状に対してのみのもの、すなわち文字通りの対症療法しか導き出せない。そこで提唱されたものが、対症療法を客観性のあるものにするという意図のもとに、統計的証拠に基づいて各種の治療法（治療薬）の優劣を決定し、その適用を順序づけた治療アルゴリズム、すなわちEBM／アルゴリズム治療であるが、これは非主体的・受動的な治療法であって、そこには主治医としての自覚も責任も認められず、真に有用な治療とは思われない。

スライド 62

スライド61
スライド62

　これまでの議論で私は、DSMは成因論を欠いた、症状と経過のみの臨床単位分類学であると結論いたしました。診断とは要は治療のためのものですから、こうした診断からは治療としていかなるものが導き出せるのか、それをこの項の最後に述べておきます。

　先にも述べましたように、治療というものは成因を標的にして行うのがもっとも成算的なのですが、しかしながら精神疾患の多くが、ことに内因性精神疾患においてはその大半がいまだ成因が不明であるのが現状です。それでは、成因が不明な場合には治療は何を標的に行えばいいのか。先のスライド60に、成因─病態心理（精神力動）─症候─経過─転帰という精神因性（心因性）精神疾患の疾患概念を、また成因─病態生理─病態心理─症候─経過─転帰─病理所見という身体因性（外因性、内因性）精神疾患の疾患概念をお示ししましたが、成因が不明の際には、心因性精神疾患であるならば病態心理（精神力動）を、また外因性ならびに内因性精神疾患であるならば病態生理、次いで病態心理を治療の標的にするのが次善の策ということになります。しかし、症状と経過のみの臨床単位分類学であるDSM診断に拠るかぎりは、治療の標的となるのは症状のみであって、したがってその治療は「症状に対する治療」という文字通りの意味での対症療法しかないのです。近年、とは言ってもこの10～20年にもなりますが、そしてこれは精神科に限ったことではないのですが、精神科領域の治療ではDSMに連動した形でEBM（Evidence-based Medicine）が、また治療アルゴリズムが盛んに論じられ、賞揚されてまいりました。私はこうした概念が何処から、何ゆえに出てきたのか、確とはわからず不思議に思っていましたが、先に述べましたようにDSMに拠るかぎり治療は対症療法しかないことがわかって、その疑問は氷解するに至りました。それというのは、対症療法しかないのですから、その対症療法を客観性のあるものにする必要性があったのです。こうして出来上がってきたのが、私がEBM／アルゴリズム治療と呼んだものでした。

　上段のスライド61はそのEBM／アルゴリズム治療の原理を図解したものです。アルゴリズムという名のフローチャートの最初に診断病名がありますが、治療法の選択がEBMに基づいて決定されている以上、それに合わせてここでの診断病名はDSMの病名が要求されています。診断病名が決まれば、あらかじめ定められている第1選択剤である薬物Aが各々一定の幅を有してはいますが、定められた1日用量で投与されることになります。そしてあらかじめ定められた一定の治療期間後に有効と判定されればそれを継続し、無効と判定されれば第2選択剤であるBによる治療へと進むように指示されています。第2選択剤である薬剤Bによる治療でも薬剤Aと同じ手続きが踏まれ、無効の場合に第3選択剤、スライド61では最終的な薬剤であるCへと進み、ここでもなお無効の場合に初めて診断の見直しが行われることになりますが、ただし、このEBM／アルゴリズム治療の場合には見直しされるのは診断病名に限られています。

　以上、述べましたことの要点をまとめますと、スライド61の左側に記しましたように、1）

EBM／アルゴリズム治療による非主体的・受動的治療

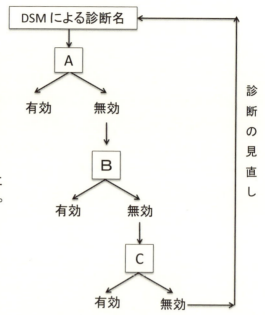

1) 治療法A、B、Cの各々の有効性はEBMにより証明されており、またそれらの選択順序はあらかじめ決定されている。

2) 各々の治療法の効果は診断病名ごとに定められた一定の治療期間後に有効ー無効で判定される。

3) 診断の見直しは最終選択である治療法Cが無効と判定されて初めて行われる。

スライド 61

成因論を欠いた臨床単位分類学であるDSMから導き出せる治療は対症療法でしかない！

　成因論を欠いた、症状ー経過のみの臨床単位分類学であるDSMからは、治療法は症状に対してのみのもの、すなわち文字通りの対症療法しか導き出せない。そこで提唱されたものが、対症療法を客観性のあるものにするという意図のもとに、統計的証拠に基づいて各種の治療法（治療薬）の優劣を決定し、その適用を順序づけた治療アルゴリズム、すなわちEBM／アルゴリズム治療であるが、これは非主体的・受動的な治療法であって、そこには主治医としての自覚も責任も認められず、真に有用な治療とは思われない。

スライド 62

治療法 A、B、C の各々の有効性は EBM により証明されており、またそれらの選択順序はあらかじめ決定されている、2) 各々の治療法の効果は診断病名ごとに定められた一定の治療期間後に有効—無効で判定される、3) 診断の見直しは最終選択である治療法 C が無効と判定されて初めて行われることになります。EBM／アルゴリズム治療に基づく治療の流れを概観し、その要点を箇条書きにしましたが、注目していただきたいのは私がそれらをすべて受動態で記していることです。それと言うのも、EBM／アルゴリズム治療では主治医はあらかじめ与えられているマニュアルに従うだけの存在でしかなく、その治療は非主体的・受動的な営為であるからです。そこには主治医としての自覚と責任のもとに主体的かつ能動的に考えて行う治療行為はなく、私にはそれは真に有用な治療とは思えません。アメリカの精神科医の中に「右手に DSM、左手に薬物療法アルゴリズム、これを持てば万全だ。ところで患者にどう接したらいいだろうか」という笑い話があるそうですが、さもありなんです。

　最後に、以上述べました議論の結論を下段のスライド 62「成因論を欠いた臨床単位分類学である DSM から導き出せる治療は対症療法でしかない！」にまとめました。読み上げますが、「成因論を欠いた、症状—経過のみの臨床単位分類学である DSM からは、治療法は症状に対してのみのもの、すなわち文字通りの対症療法しか導き出せない。そこで提唱されたものが、対症療法を客観性のあるものにするという意図のもとに、統計的証拠に基づいて各種の治療法（治療薬）の優劣を決定し、その適用を順序づけた治療アルゴリズム、すなわち EBM／アルゴリズム治療であるが、これは非主体的・受動的な治療法であって、そこには主治医としての自覚も責任も認められず、真に有用な治療とは思われない」です。

病態構造

　どのような人（年齢、性別、遺伝負因、病前性格、知的能力、生活史）が、どのような状況（職場・学校内適応、家族内力動）で、心身の両面において何を契機に／契機なしに、どのような発症の仕方（急性／亜急性／潜勢性）で、どのような症状（これには症状布置＊が考察される必要がある）を発し、その後はどのような経過（漸次もしくは急速進行性、発作性／挿間性／相性、周期性）を辿って、どのような状態像を現在呈するに至っているのか等々、文字通りの臨床場面で得られた情報を統合的に捉えたもの、一言で言えば「病的状態の態様の構造化」をさしたものである。

＊症状布置：何が原発症状で何が続発症状であるのか、加えてその続発はどのような機制によるものかという、複数の症状の構造化

スライド 63

経験証拠／治療適応による主体的・能動的治療

1）治療法A、B、Cの選択は旧来診断の病名（診立て）＋臨床的特徴パターン（α、β、γ）を経験証拠に照らし合わせて決定する。

2）各々の治療法の効果は個々の症例ごとに予測した期間内に予測した有効度が得られたか否かで判断する。

3）診断の見直し（病名，臨床的特徴パターン）は治療法A、B、Cの各々において、予測した有効度が得られていない（否）と判定した場合に、そのつど行う。

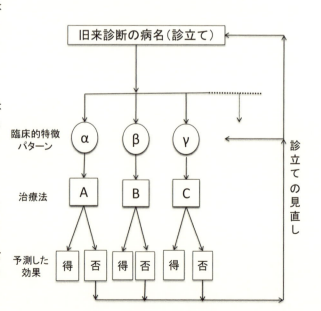

スライド 64

スライド63
スライド64

　成因論を欠いた臨床単位分類学であるDSMから導き出せる治療は対症療法としてのEBM／アルゴリズム治療でしかなく、それは真に有用な治療法ではないと批判しました。他に対して批判だけはしておいて自分の意見を述べないのは不公平というか卑怯ですので、私の考える「真に有用な治療法」とはどういうものか？、それを補足しておきたいと思います。

　治療というものはあくまでも診断に則って行われるものですが、まずはDSM推進派や擁護派からある種の蔑視を込めて「旧来診断」とか「伝統的診断」とかと言われているものが何を診断しているのか、そこから議論を始めてみます。先に、成因が不明な場合には、心因性精神疾患であるならば病態心理（精神力動）を、また外因性ならびに内因性精神疾患であるならば病態生理、次いで病態心理を治療の標的にするのが次善の策である旨を述べましたが、研究の現状においてはこれらもまた不明という精神疾患が多く、したがって「真に有用な治療法」を選択するために診断すべきこれらの事柄は、現状では得ることができません。そこで、それに代わるものとして我々が診断している（先にも述べましたように、臨床診断とはあくまで仮説設定ですので、ここは「診立てている」と言った方が適切です）ものは「病態構造」なのです（病名はその結果として与えられるものにすぎません）。その病態構造を私なりに定義づけたものが上段のスライド63でして、読み上げますと「どのような人（年齢、性別、遺伝負因、病前性格、知的能力、生活史）が、どのような状況（職場・学校内適応、家族内力動）で、心身の両面において何を契機に／契機なしに、どのような発症の仕方（急性／亜急性／潜勢性）で、どのような症状（これには症状布置＊が考察される必要があります）を発し、その後はどのような経過（漸次もしくは急速進行性、発作性／挿間性／相性、周期性）を辿って、どのような状態像を現在呈するに至っているのか等々、文字通りの臨床場面で得られた情報を統合的に捉えたもの、一言で言えば『病的状態の態様の構造化』をさしたものである」とまとめられます。なお、ここで＊を付しました「症状布置」とは、これまで何度も述べてきておりますが、何が原発症状で何が続発症状であるのか、加えてその続発はどのような機制によるものかという、複数の症状の構造化であり、この判断には精神症候学の知識は当然のこととして、加えて病態構造を構成する他の諸要因も合わせて考える必要がありますが、逆に症状布置の見極めが病態構造を確定する上できわめて重要なのです。個々の症例におけるこの病態構造というものは千差万別でして、また具体例をあげようとしてもそのいずれもが精細さ、正確さを欠くものとなるぐらいに複雑なものですが、ここにおいて我々精神科医に要求されるのは、疾患の普遍性だけでなく、患者の個別性（性別・年齢・遺伝負因・身体疾患の既往歴や合併症等の生物性、生来性の知能・気質・価値観等の心理性、家族構成・生育史・生活史等の社会性の3者によって総合的に規定されます）をも問題視し、その両者をいかに考え合わせて病態構造を理解するかという統合力なのです。

　さて、それでは「真に有用な治療法」とはいかなるものか、それを具体的に述べることにし

病態構造

　どのような人（年齢、性別、遺伝負因、病前性格、知的能力、生活史）が、どのような状況（職場・学校内適応、家族内力動）で、心身の両面において何を契機に／契機なしに、どのような発症の仕方（急性／亜急性／潜勢性）で、どのような症状（これには症状布置＊が考察される必要がある）を発し、その後はどのような経過（漸次もしくは急速進行性、発作性／挿間性／相性、周期性）を辿って、どのような状態像を現在呈するに至っているのか等々、文字通りの臨床場面で得られた情報を統合的に捉えたもの、一言で言えば「病的状態の態様の構造化」をさしたものである。

＊症状布置：何が原発症状で何が続発症状であるのか、加えてその続発はどのような機制によるものかという、複数の症状の構造化

スライド63

経験証拠／治療適応による主体的・能動的治療

1) 治療法A、B、Cの選択は旧来診断の病名（診立て）＋臨床的特徴パターン（α、β、γ）を経験証拠に照らし合わせて決定する。

2) 各々の治療法の効果は個々の症例ごとに予測した期間内に予測した有効度が得られたか否かで判断する。

3) 診断の見直し（病名，臨床的特徴パターン）は治療法A、B、Cの各々において、予測した有効度が得られていない（否）と判定した場合に、そのつど行う。

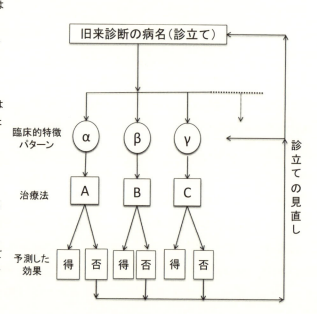

スライド64

ます。私はこれを「EBM／アルゴリズム治療」と対比して「経験証拠／治療適応による治療」と呼んでいますが、ここにおいて経験証拠および治療適応の2点がその骨子ともいうべき理念で、治療の流れの議論に入る前に、前提ともいうべきこれらの理念を説明しておきたいと思います。

まずは経験証拠という理念に関してですが、これはEBM／アルゴリズム治療の推進・擁護派が旧来治療の恣意性の例としてよく引き合いに出す、出身医局の伝統や先輩医師の教え・見よう見まねを通しての臨床経験だけでなく、そうした、ある意味では狭い経験を超えて広く成書や論文を通して得た知識をも含めて、我々はそれらの治療法をただ盲目的に信じ、従っているわけではなく、主治医として担当患者に適用することを通して、その治療効果、副作用、適応症等々を一々その細部に至るまで、時として十分には言語化できなくとも知悉していくこと、一言でいえば「経験を通して身につけた技」をさしたものですが、このことが重視されますのは医師というものが実地の技術者、より鮮明にいうならば職人である以上、自ら経験することこそが最良の'腕を磨く'ことになるからです。EBMという用語を初めて耳にした時、私は非常に奇妙な感覚に襲われ、次いで猛然たる怒りが込み上げ、さらには言いようのない憐れみが浮かんできました。というのは、その概念がいまさらに提唱されるからには提唱者には従来の治療はEvidence（証拠）に基づいていないという認識があると思われたからですが、実地の医療、職人の世界を知らないにも程があると思われました。私の眼からみれば、EBMの言うEvidenceとはたかだか大数研究に基づく統計的証拠であって、それを統計的という形容詞もなしに証拠と呼ぶなぞ僭称も甚だしいものと思われます。（臺弘先生によれば、「証拠」にはドイツ観念論由来のEvidenz〈明証性：間違いのない確信〉と、イギリス経験論由来のevidence-based logic〈間違いないと検証された事実に基づく論理〉との2つがあり、私の言う経験証拠は前者に、EBMの統計的証拠は後者に相当します—臺弘：コトバと「実証による精神医学」について—土居健郎先生へ．精神医学 41：902-903, 1989)

次いで今一つの治療理念である治療適応（簡略にたんに「適応」と呼ばれることが多い）についてですが、これは改めて説明するまでもないことでしょう。「この患者には○○が適応なんじゃないか」とかの会話は日常的に交わされるものですが、この例で私が「この患者には」と述べましたように、この治療適応とはたんに疾患や状態像をさしていう適応症という枠をこえて、経験証拠によって与えられる、先に述べました病態構造をターゲットにして用いられているように思われます（なお、私は以前は大学で教育的立場にいた者ですが、臨床研修のアルファでもありオメガでもあるものは状態像の診断と治療適応の決定の2点に尽きると考えています。というのは、前者は診断に、後者は治療にかかわるものですが、この2点において間違えないかぎり診療は決定的な過失を犯すことなく、逆にこの2点のいずれかにおいて誤るならば、時に患者に取り返しのつかない損害を与えてしまうこともありうるからです)。

それでは下段のスライド64をご覧ください。ここには、経験証拠／治療適応による治療の流れを記してみました。最初に病名がありますが、このことは病名が治療方針の決定にあ

病態構造

　どのような人（年齢、性別、遺伝負因、病前性格、知的能力、生活史）が、どのような状況（職場・学校内適応、家族内力動）で、心身の両面において何を契機に／契機なしに、どのような発症の仕方（急性／亜急性／潜勢性）で、どのような症状（これには症状布置＊が考察される必要がある）を発し、その後はどのような経過（漸次もしくは急速進行性、発作性／挿間性／相性、周期性）を辿って、どのような状態像を現在呈するに至っているのか等々、文字通りの臨床場面で得られた情報を統合的に捉えたもの、一言で言えば「病的状態の態様の構造化」をさしたものである。

＊症状布置：何が原発症状で何が続発症状であるのか、加えてその続発はどのような機制によるものかという、複数の症状の構造化

スライド 63

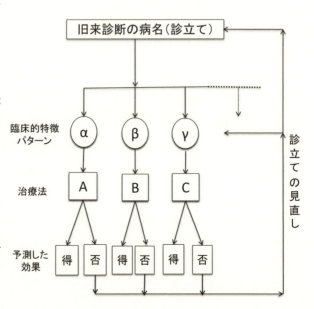

スライド 64

たっての最大の準拠枠である以上、当然のことです。この点は先に述べましたEBM／アルゴリズム治療とも共通していますが、EBM／アルゴリズム治療がDSMによる病名を要求しているのと違って、「診立て」という名の旧来診断の病名です。さて、病名が決定されますと、次は私がスライド64に仮に$α$, $β$, $γ$と書いた臨床的特徴パターンについて改めて検討することになりますが、いま私が「改めて」と述べましたのは、臨床的特徴パターンの検討はすでに先に述べました病態構造の検討、ならびにその結果としての病名の決定に際して一度行っているからです。さて、その臨床的特徴パターンですが、それは例えば状態像、病期、病勢、特定の症状の存在、年齢、性別、病前性格、初回発病か否か、治療歴が有るか無いか、病識が有るか無いか、患者が治療に積極的か拒否的か、単身で居住しているか家族と同居しているか等々の、病名以外のあらゆる臨床情報の総体によって構成されるパターンのことであり、当然のことながらこのパターンの認識にはそれ以前に経験した類似症例が参照されることになります。スライド64には$α$、$β$、$γ$の3つのパターンしかあげていませんが、このパターンをどれだけ多く持ちえているか、それが臨床医の修練の一つの目標であり、いわば'腕の見せどころ'ということになりましょう。病名＋臨床的特徴パターンが決定しますと、それは経験証拠に照らし合わせられて治療法が選択されることになります。A、B、Cと書いてあるのが各々の治療法で、今これを薬物療法に限定して考えますが、A、B、Cは決して単一の薬剤を意味したものではなく、例えば統合失調症患者にその治療の当初よりchlorpromazineとhaloperidolを組み合わせて処方する、あるいは薬物療法に恐れを抱き、拒否的となっている患者には初回は睡眠導入剤のみを処方し、薬物療法一般に対する不安を減らした後に抗精神病薬を処方し始めるというような方法は私が折々取る治療戦術ですが、こうしたものの一々が各々の治療法A、B、Cということになろうかと思います。言い忘れましたが、先に私は「治療法を選択する」と述べましたが、これまでに経験のない臨床的特徴パターンに遭遇して、新たな治療法を創出しなければならないこともよくあることでして、私の提唱している初期統合失調症に対する治療の工夫はこういう例に入るものです。こうして治療法が選択あるいは創出されて当該の患者に適用されることになりますが、経験証拠／治療適応による治療では効果の判定はどのようにして行われるのでしょうか。簡略に言いますと、私はその判定は個々の症例ごとに予測した期間内に予測した有効度が得られたか否かで行われていると考えていますが、これは先に論じましたEBM／アルゴリズム治療が病名ごとにあらかじめ定められた一定期間の後に有効―無効で判定するのとは対極的な判定方法です。経験証拠／治療適応による治療が何ゆえにこういう効果判定方法をとっているのかと言いますと、ある治療法を適用し、それが効果を有する場合、同一の診断病名が与えられる症例であっても臨床的特徴パターンごとに、また1症例の中にあっては症状ごとに予測される効果の発現時期が異なるからであり、またその予測される効果も必ずしも有効―無効という絶対的な基準のもとでの有効を目標とするものではなく、いくばくかの改善でも得られれば良しとせざるをえないほどの難治例も多々あるからです。おりおり若い医師の治療ぶり、それは私自身の若い頃の治療ぶりでもありますが、そ

病態構造

　どのような人（年齢、性別、遺伝負因、病前性格、知的能力、生活史）が、どのような状況（職場・学校内適応、家族内力動）で、心身の両面において何を契機に／契機なしに、どのような発症の仕方（急性／亜急性／潜勢性）で、どのような症状（これには症状布置＊が考察される必要がある）を発し、その後はどのような経過（漸次もしくは急速進行性、発作性／挿間性／相性、周期性）を辿って、どのような状態像を現在呈するに至っているのか等々、文字通りの臨床場面で得られた情報を統合的に捉えたもの、一言で言えば「病的状態の態様の構造化」をさしたものである。

＊症状布置：何が原発症状で何が続発症状であるのか、加えてその続発はどのような機制によるものかという、複数の症状の構造化

スライド 63

経験証拠／治療適応による主体的・能動的治療

1) 治療法A、B、Cの選択は旧来診断の病名（診立て）＋臨床的特徴パターン（α、β、γ）を経験証拠に照らし合わせて決定する。

2) 各々の治療法の効果は個々の症例ごとに予測した期間内に予測した有効度が得られたか否かで判断する。

3) 診断の見直し（病名, 臨床的特徴パターン）は治療法A、B、Cの各々において、予測した有効度が得られていない（否）と判定した場合に、そのつど行う。

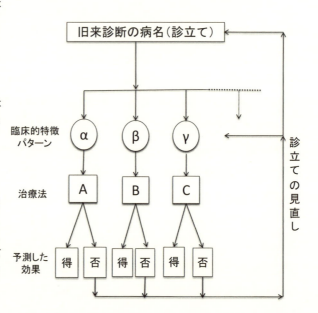

スライド 64

れを見ていますと、予測される効果発現時期以前にすでにある薬剤を無効と判定して他剤に切り替えたり、あるいは予測される効果発現時期以後になっても漫然と同一薬剤を無効のままに使用している例に出会うことがあります。また完全な有効性を求めて次々と薬剤を重ねていき、かえって副作用ばかりが出ている症例をも見かけますが、こうした誤った治療は治療効果の判定に関する先の基準が十分に体得されえていないからと思われます。以上述べましたように、治療効果の判定は個々の症例ごとに予測した期間内に予測した有効度が得られたか否かで行われますが、予測した有効度が得られたと判定されればその治療法は継続され、得られなかったと判定されれば診断の見直しが行われることになります。この場合、診断の見直しには当初の病名のもとでの臨床的特徴パターンの見直しと、そもそもの病名の見直しとの2種があり、そしてこの見直しのもとに、例えば病名には間違いがなく、臨床的特徴パターンが α ではなく β であったと訂正されれば、治療法 B が改めて選択されることになりますし、病名に間違いがあるとすれば、治療方針全体を新たに立て直すことになります。

　以上、叙述しましたことの要点をまとめますと、スライド64の左側に記しましたように、以下のごとくとなります。1) 治療法 A、B、C の選択は旧来診断の病名（診立て）+ 臨床的特徴パターン（α、β、γ）を経験証拠に照らし合わせて決定する、2) 各々の治療法の効果は個々の症例ごとに予測した期間内に予測した有効度が得られたか否かで判断する、3) 診断の見直し（病名、臨床的特徴パターン）は治療法 A、B、C の各々において、予測した有効度が得られていない（否）と判定した場合に、そのつど行う。そして、これらすべてに共通することとして重要なことを申し添えておきますと、それは私がこれらをすべて能動態で記述していることで、それと言いますのも、本来治療とは主治医としての自覚と責任の下で行う主体的・能動的な営為であるからです、

　さて、最後にこうした経験証拠／治療適応による治療の観点から、先に述べました EBM ／アルゴリズム治療を批判しておきたいと思います。その1は、EBM ／アルゴリズム治療による治療は DSM によって与えられた病名のみによって属性を規定された、いわば特定度の低い患者を対象にして同一の治療を施すものであって、否応無く肌理の粗い治療とならざるをえません。その2は、EBM ／アルゴリズム治療では治療法、これはもっぱら治療薬剤の選択に関してですが、その選択順序があらかじめ定められ、ある幅の下とはいえ1日用量が定められ、さらには効果判定までの治療期間までもが定められていますが、患者への告知同意のもとに行われる実験的治療ならいざしらず、これほどにも硬直した治療はほかには見当たらないでしょう。臨床の場においては何が起こるかわからず、臨機応変がいかに必要か、それ以上に臨機応変こそ専門家の証しであることは経験をつんだ医師ならば自明のことですが、この EBM ／アルゴリズム治療の硬直さはその対極をいくものと思われます。こうした批判に対しては、EBM ／アルゴリズム治療はあくまでも参照枠であって柔軟な使用をすればいいという反論が予想されますが、柔軟な使用ができるのは経験証拠／治療適応による治療の経験があってこそ初めて可能になることであって、このことは DSM によって教育された精神科医がただただ操

病態構造

　どのような人(年齢、性別、遺伝負因、病前性格、知的能力、生活史)が、どのような状況(職場・学校内適応、家族内力動)で、心身の両面において何を契機に／契機なしに、どのような発症の仕方(急性／亜急性／潜勢性)で、どのような症状(これには症状布置*が考察される必要がある)を発し、その後はどのような経過(漸次もしくは急速進行性、発作性／挿間性／相性、周期性)を辿って、どのような状態像を現在呈するに至っているのか等々、文字通りの臨床場面で得られた情報を統合的に捉えたもの、一言で言えば「病的状態の態様の構造化」をさしたものである。

　＊症状布置：何が原発症状で何が続発症状であるのか、加えてその続発はどのような機制によるものかという、複数の症状の構造化

スライド63

経験証拠／治療適応による主体的・能動的治療

1) 治療法A、B、Cの選択は旧来診断の病名(診立て)＋臨床的特徴パターン(α、β、γ)を経験証拠に照らし合わせて決定する。

2) 各々の治療法の効果は個々の症例ごとに予測した期間内に予測した有効度が得られたか否かで判断する。

3) 診断の見直し(病名,臨床的特徴パターン)は治療法A、B、Cの各々において、予測した有効度が得られていない(否)と判定した場合に、そのつど行う。

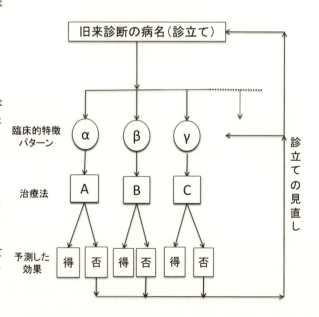

スライド64

作的診断基準の機械的な適用しかできないという先例をみれば、火を見るより明らかなことで、先の反論は机上の空論と思われます。その3は、EBM／アルゴリズム治療では診断の見直しは最終的な治療が無効と判明するまで行われないことになることで、最初の診断が間違いであった場合には、これは臨床の実際においてしばしばあることですが、延々数カ月にもわたって診断の見直しがされることなく誤った治療が行われることとなります。私はこうした、眼も当てられない惨状が臨床の場に頻々と現れることを、いやすでに現れていることを恐れているのです。

　なお、以上のEBM／アルゴリズム治療と経験証拠／治療適応による治療との対比は、2000年の第97回日本精神神経学会総会のディベート「精神疾患の治療ガイドラインをめぐって」で反対派の立場で発表したものです。詳しくは中安信夫「EBM（統計証拠）／アルゴリズム（フローチャート）vs. 経験証拠／治療適応—治療方針の選択に際しての臨床医の決断」（精神経誌 103：43-48, 2001）をご参照ください。

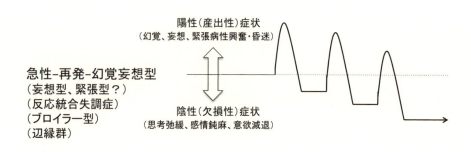

スライド 65

急性-再発-幻覚妄想型統合失調症のシュープおよび経過の模式図

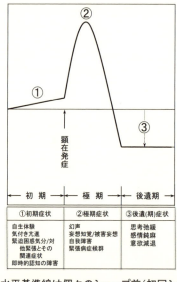
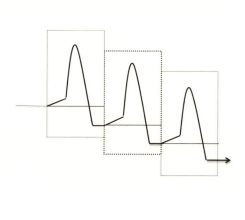

左：水平基準線は個々のシューブ前（初回シューブでは病前）の状態を示す．基準線より上方はいわゆる陽性症状の発現を，また基準線より下方は陰性症状の発現を示す．
右：統合失調症の経過は個々のシューブの連続と理解され，シューブを経るごとに基準線は低下していく．

スライド 66

3

各論批判：DSM 統合失調症は鵺のごとく、DSM 大うつ病性障害はごった煮のごとく、そしてDSM 解離性障害は羊頭狗肉である！

　ずいぶん長々とDSM 総論批判を行いましたが、議論はこれからDSM 各論批判に入ります。これも批判を始めればきりがないのですが、本発表では統合失調症、大うつ病性障害、解離性障害の3種のみを取り上げて、各々、1）鵺のごとき統合失調症診断基準、2）ごった煮のごとき大うつ病性障害診断基準、3）羊頭狗肉としての解離性障害診断基準と題して批判を行いたいと思います。批判の対象としてこの3種を取り上げましたのは、統合失調症については私が専門とする疾患であり、大うつ病性障害ならびに解離性障害については近年、DSM の杜撰な診断基準の流布によって、言うならば「なんでもうつ病」、「なんでも解離」という具合にそうした「似非診断」が蔓延しており、それに一矢を報いる必要があると考えたからです。なお、これら3種の各々について、DSM の診断基準を検討します前に、批判の立脚点とでも言うべき私自身の見解を示しておきます。

1) 鵺のごとき統合失調症診断基準

スライド65
スライド66

　まずは統合失調症についてですが、ご存知のように統合失調症は臨床類型の違いによって病期の区分が異なり、また病期の違いによって状態像が異なり、また状態像の違いによって症候が異なるという具合に千変万化の姿を見せるものであり、それは19世紀末にそれまでの破瓜病 Hebephrenie、緊張病 Katatonie、妄想痴呆 Dementia paranoides の3種をこの1つの疾患単位にまとめあげたKraepelin が、発病年齢帯（早発性 praecox）と終末病像（痴呆 Dementia：正しくは痴成化 Verblödung）の2つにのみ共通点を見出して早発性痴呆 Dementia praecox と名付けたのはもっともなことだと思わせるほどのものです。この疾患の有するこうした多様性を理解していないかぎり、統合失調症の理解は'群盲象を撫でる'がごときものとなってしまいます。

　以上のことを考慮して、私は統合失調症を理解するにあたっては〔臨床類型〕―〔病期〕―〔状態像〕―〔症候〕をセットとして考えるようにしております。例えば、〔急性―再発―幻覚

発病様式-進展経過-主病像から見た統合失調症の2類型

急性-再発-幻覚妄想型
(妄想型、緊張型？)
(反応統合失調症)
(ブロイラー型)
(辺縁群)

陽性(産出性)症状
(幻覚、妄想、緊張病性興奮・昏迷)

陰性(欠損性)症状
(思考弛緩、感情鈍麻、意欲減退)

潜勢性-進行-知情意減弱型
(破瓜型、単純型？)
(過程統合失調症)
(クレペリン型)
(中核群)

スライド 65

急性-再発-幻覚妄想型統合失調症のシューブおよび経過の模式図

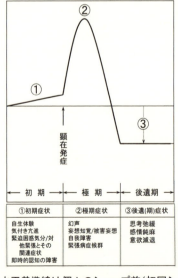
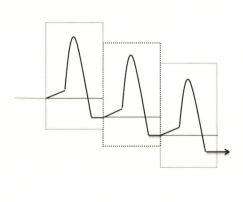

左：水平基準線は個々のシューブ前(初回シューブでは病前)の状態を示す．基準線より上方はいわゆる陽性症状の発現を，また基準線より下方は陰性症状の発現を示す。
右：統合失調症の経過は個々のシューブの連続と理解され，シューブを経るごとに基準線は低下していく。

スライド 66

妄想型（妄想型、緊張型）〕―〔極期〕―〔幻覚妄想状態ないし緊張病状態〕―〔幻声、妄想知覚／被害妄想、興奮ないし昏迷〕、あるいはまた〔潜勢性－進行－知情意減弱型（破瓜型、単純型）〕―〔時期を問わず〕―〔知情意減弱状態〕―〔思考弛緩、感情鈍麻、意欲減退〕というような具合にです。以下、スライド65〜67の3枚のスライドを用いて、セットを構成している〔臨床類型〕、〔病期〕、〔状態像〕、〔症候〕の各々を説明いたしますが、本節はDSMの統合失調症の診断基準を批判するのが眼目ですので、説明はごく簡略に留めます。

　まずは上段のスライド65ですが、ここには「発病様式－進展経過－主病像から見た統合失調症の2類型」をお示ししました。私は統合失調症の理解にあたっては臨床的には大きくは2類型に分けて考えることが適切と考えています。ここに2類型とは、1つは急性－再発－幻覚妄想型でして、いま1つは潜勢性－進行－知情意減弱型ですが、ここに「急性」、「潜勢性」は発病様式、次の「再発」、「進行」はその後の進展経過、そして最後の「幻覚妄想」、「知情意減弱」は主病像を示しています。なお、この模式図の見方ですが、基準線より上方に記したものは幻覚、妄想、緊張病性興奮・昏迷などのいわゆる陽性症状ないし産出性症状の発現を示していますし、基準線より下方に記したものは思考弛緩（連合弛緩）、感情鈍麻、意欲減退などのいわゆる陰性症状ないし欠損性症状の発現を示しています。旧来の亜型分類との関連性を述べますならば、急性－再発－幻覚妄想型は古典的4亜型分類で言えば妄想型（これは病状の実相からは「幻覚妄想型」と呼ぶ方が適切と考えています）が典型でして、緊張型も入れてはおりますが「？」をつけましたのは、はたしてこういう亜型があるのかということについて私が疑問を持っているからで、緊張病症候群はどの亜型にも現れうる横断的な状態像にすぎないと考えているからです。そのほかに、これは反応統合失調症、ブロイラー型、辺縁群と呼ばれてきたものです。また、潜勢性－進行－知情意減弱型は破瓜型が典型でして、それから単純型も一応入れてはおりますが、これにも「？」をつけているのは、この単純型なるものは私が提唱してまいりました初期統合失調症が未治療のままに、時に極期になりかけてはまた元に戻り、その都度ごく軽度の陰性症状を付け加えていくというような経過を長期にわたって辿った結果ではなかろうかと考えているからです。そのほかに、これは過程統合失調症、クレペリン型、中核群と呼ばれてきたものです。

　次いで下段のスライド66ですが、ここには「急性－再発－幻覚妄想型統合失調症のシューブおよび経過の模式図」をお示ししました。この急性－再発－幻覚妄想型の統合失調症は「初期―極期―後遺期と進展する特異なシューブを反復する慢性脳疾患」と規定しうるものですが、これにはシューブ Schub という用語に注釈を施すことが必要でしょう。シューブとは一般に急性増悪と訳されていまして、幻覚妄想状態あるいは緊張病状態（興奮ないし昏迷）の再発・再燃を指していますが、ここでの私のシューブという用語の使い方は極期（急性期：幻覚妄想状態や緊張病状態）のみならず、極期に先行する初期（自生過敏・認知不全状態）と、極期に後続する後遺期（慢性期：知情意減弱状態）をも含むものとして拡大しておりますし、また再発・再燃のみならず初発にも適用していることです。

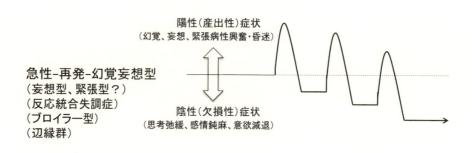

スライド 65

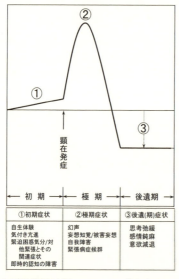 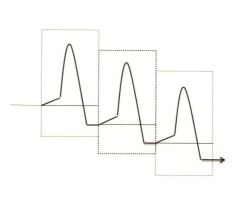

左：水平基準線は個々のシューブ前（初回シューブでは病前）の状態を示す．基準線より上方はいわゆる陽性症状の発現を，また基準線より下方は陰性症状の発現を示す．
右：統合失調症の経過は個々のシューブの連続と理解され，シューブを経るごとに基準線は低下していく．

スライド 66

スライド66の左側には個々のシューブを示しており、右側は経過を示していますが、急性-再発-幻覚妄想型統合失調症は個々のシューブの連続と理解され、シューブを経るごとに基準線は低下していきます。なお、先のスライド65では省略しておりました初期をこのスライド66では緩傾斜の斜線として示しております。なお、図示はしておりませんが、潜勢性-進行-知情意減弱型統合失調症は急性-再発-幻覚妄想型統合失調症の後遺期の知情意減弱状態が、発病の当初より急速に（破瓜型）、あるいは緩徐に（単純型）進行するものであって、まとまりのない断片的な幻聴や荒唐無稽な妄想が慢性的に随伴しておりますが、あくまでも知情意減弱が主病像です。

148

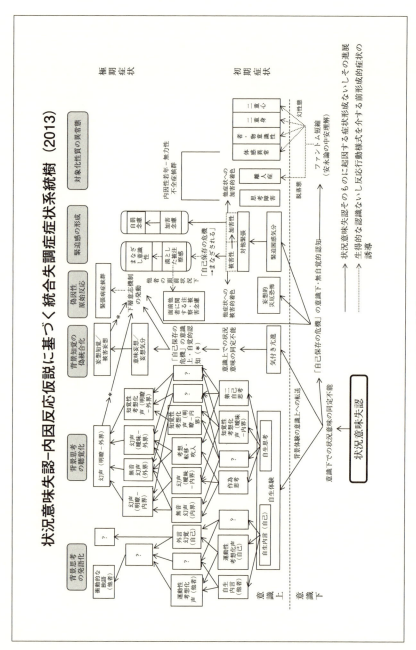

スライド67

スライド67

　このスライド67は、統合失調症の病態心理として私が提唱しております状況意味失認-内因反応仮説に基づく症状形成過程を一覧にしたもので、私はこれを「統合失調症症状系統樹」と称しておりますが、2013年段階におけるその到達点を示しています。

　最下段に記しております、統合失調症の一次性の病態心理である状況意味失認 situational meaning agnosia に対して、最上段に記してある6種の内因反応 endogenous reaction、左側から順に読み上げますが〈背景思考の発語化〉、〈背景思考の聴覚化〉、〈背景知覚の偽統合化〉、〈偽因性原始反応〉、〈緊迫感の形成〉、〈対象化性質の異常態〉が二次的に生じて、初期症状から極期症状に至るまでの陽性ないし産出性症状が形成されてくるさまを描出しております（詳しくは、中安信夫『統合失調症の病態心理—要説：状況意味失認-内因反応仮説—』、星和書店、東京、2013をご覧ください）。

【DSM-5における統合失調症の診断基準A】

以下のうち2つ（またはそれ以上）、おのおのが1ヵ月間（または治療が成功した際にはより短い期間）ほとんどいつも存在する。これらのうち少なくとも1つは(1)か(2)か(3)である。

- 急性期の幻覚妄想状態
- 急性期の緊張病状態
- 慢性期の知情意減弱状態

(1) 妄想
(2) 幻覚
(3) まとまりのない発語（例：頻繁な脱線または滅裂）
(4) ひどくまとまりのない、または緊張病性の行動
(5) 陰性症状（すなわち感情の平板化、意欲欠如）

Stage（病期）の欠如
(1)、(2)、(3)は急性期にも慢性期にも認められるが、(4)は急性期に、(5)は慢性期に限定的であって相反しており、結果として(1)〜(5)全体としてはいかなる病期も表してはいない。

State（状態像）の欠如
(1)+(2)は幻覚妄想状態を、(3)+(4)は緊張病状態を、(3)+(5)は知情意減弱状態を表すが、(1)〜(5)全体としてはいかなる状態像も表していない。

スライド 68

【DSM-5における統合失調症の診断基準C】

障害の持続的な徴候が少なくとも6ヶ月間持続する。この6ヶ月の期間には、基準Aを満たす各症状（すなわち、活動期の症状）は少なくとも1ヶ月（または、治療が成功した場合はより短い）存在しなければならないが、前駆期または残遺期の症状の存在する期間を含んでもよい。これらの前駆期または残遺期の期間では、障害の徴候は陰性症状のみか、もしくは基準Aに挙げられた症状の2つまたはそれ以上が弱められた形（例：風変わりな信念、異常な知覚体験）で表わされることがある。

cf. 1日以上1ヶ月未満：短期精神病性障害
　　1ヶ月以上6ヶ月未満：統合失調症様障害

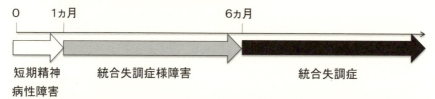

Severity（重症度）の欠如
上記の罹病期間は重症度によっても左右される。すなわち、統合失調症であっても軽症ならば1ヵ月未満に、あるいは6ヵ月未満に寛解するが、それは障害の違いとされて、重症度の違いとはみなされない。

スライド 69

スライド68
スライド69

　3枚のスライドを用いまして、ごくごく簡略に統合失調症についての私の理解をお示ししましたが、こうした理解を踏まえてDSM-5における統合失調症の診断基準を批判しようと思います。

　上段のスライド68はDSM-5における統合失調症の診断基準Aでして、これは先の「2）考えない」の「①症状学の欠如」の「ⅱ．臨床的（病期や状態像）には無構造である」で用いましたスライド28とほぼ同様です。先には、(1)+(2)で急性期の幻覚妄想状態が、(3)+(4)で急性期の緊張病状態が、(3)+(5)で慢性期の知情意減弱状態が診断できることになって、統合失調症のさまざまな病期、状態像が診断されうるものの、逆に言えば(1)〜(5)の組み合わせ全体はいかなる病期をも、いかなる状態像をも特定化するものではないと、その無構造性を批判したのですが、ここでは焦点の当て方を変えまして、「Stage（病期）の欠如」と「State（状態像）の欠如」を述べようと思います。すなわち、(1)、(2)、(3)は急性期にも慢性期にも認められますが、(4)は急性期に、(5)は慢性期に限定的であって相反しており、結果として(1)〜(5)全体としてはいかなる病期も表してはいない、すなわちStage（病期）が欠如しており、また(1)+(2)は幻覚妄想状態を、(3)+(4)は緊張病状態を、(3)+(5)は知情意減弱状態を表していますが、(1)〜(5)全体としてはいかなる状態像も表していない、すなわちState（状態像）が欠如しているのです。

　続いて下段のスライド69はDSM-5における統合失調症の診断基準Cですが、これはスライド47「罹病期間の長短によって疾患名が変わる！」とほぼ同様です。そこでは、短期精神病性障害、統合失調症様障害、統合失調症の3者はほぼ同一の症状複合体を罹病期間の長短によって区分したにすぎないと批判したのですが、ここではそれを「Severity（重症度）の欠如」を示すものとして掲げました。すなわち、同じく統合失調症であっても、軽症ならば、また治療がうまくいけば1ヵ月未満に寛解し（そうした症例も稀ですが経験します）、あるいは6ヵ月未満に寛解し、重症ならば、また治療がうまくいかなければ6ヵ月以上にわたって経過しますが、DSM-5によれば1ヵ月未満に寛解すれば短期精神病性障害と、また6ヵ月未満に寛解すれば統合失調症様障害と診断され、それは障害の違いとされて統合失調症の重症度の違いとは看做されないのであって、すなわちSeverity（重症度）が欠如しているのです。

DSM統合失調症は鵺のごとく！

3Sの欠如
Stage（病期）の欠如
State（状態像）の欠如
Severity（重症度）の欠如

病期も状態像も重症度も欠いた診断基準とは、さながら鵺のごとくである。

注）「鵺（ぬえ）」とは「源頼政が紫宸殿上で射取ったという伝説上の怪獣。頭は猿、胴は狸、尾は蛇、手足は虎に、声はトラツグミに似ていたという。転じて、正体不明の人物やあいまいな態度にいう」（広辞苑）。

スライド70

スライド70

　以上のスライド68、スライド69でお話ししましたことのまとめが、このスライド70「DSM統合失調症は鵺のごとく！」です。我々団塊の世代まではまだ時折口にしますが、いまの若い方々は「鵺」という字をみても読み方からしてわからないし、「ぬえ」と聞いても何のことかもわからないかもしれませんね。我々団塊世代は大学紛争華やかなりし時代に学生生活を送った者ですが、そうした紛争の中で旗色を鮮明にせず、対立する二派のあっちにもこっちにもいい顔を見せる人を「あいつは鵺のようだ」と呼んでいましたが、広辞苑によりますと「鵺（ぬえ）」とは「源頼政が紫宸殿上で射取ったという伝説上の怪獣。頭は猿、胴は狸、尾は蛇、手足は虎に、声はトラツグミに似ていたという。転じて、正体不明の人物やあいまいな態度にいう」とあり、要は正体不明を表しているのです。そして、「Stage（病期）の欠如」、「State（状態像）の欠如」、「Severity（重症度）の欠如」という「3Sの欠如」からなるDSM統合失調症の診断基準とは訳がわからない代物、正体不明なのでして、まさに鵺なのです。

　こんな鵺のような診断基準を使っているかぎり、たとえ何百例も何千例も統合失調症を診断したところで、真に臨床に有用な統合失調症の疾患概念は身に付くはずはないのです。

「うつ」の診断は精神科臨床の
アルファでもあり、オメガでもある

状態像 ： うつ状態

疾　患 ： A B C D E F ……

スライド71

筆者が慣用する「うつ」の診断分類

外因性	・身体疾患(器質性・症状性・中毒性)に基づくうつ状態
広義の内因性	・躁うつ病(Ⅰ型、Ⅱ型) ・内因性うつ病 ・退行期(初老期)うつ病・老年期うつ病 ・産褥期うつ病 ・月経前不快気分障害(月経前うつ病) ・季節性感情障害(冬期うつ病)
心因性	・抑うつ反応 ・抑うつ神経症(含：逃避型抑うつ)
疲弊性	・疲弊抑うつ

スライド72

2) ごった煮のごとき大うつ病性障害診断基準

スライド 71
スライド 72

　憂うつ気分を主とする状態を概括的にうつ状態としますと、こうしたうつ状態は日常生活の中で誰しもが経験するものです。誰が言い出したかは知りませんがその昔の「馬鹿は風邪をひかない」をもじって、私は「鈍感な奴はうつにならない」と言っていますが、日々の生活、また人生は大なり小なりストレス（心痛、心労）の連続ですから、正常な心性を有するかぎり、誰しもがそうしたうつ状態は経験するものであり、'酒で憂さを晴らす'ような自分なりの対処の仕方をとっているものです。いま述べましたようなうつ状態は正常範囲内のことですが、他方日常臨床の中でもうつ状態はきわめてありふれた状態像でして、その点で精神科臨床のアルファですが、一方でその成因は外因、内因、心因とさまざまで、その診分けによっては治療法を大きく異にするものでして、この点では精神科臨床のオメガでもあり、易しそうに見えて、そのじつきわめて難しい病態と言えるものです。そうした事実を反映してか、かつてはうつ状態の質を肌理細かく鑑別することが成因を考慮に入れた疾患診断、すなわち診立てに到達する上で欠かしてはならない診断的営為でしたが、こうした営為は近年のDSMの流布の中でないがしろにされ、うつ状態の質ではなく量（症状数）によって測られる大うつ病エピソード（それは即、大うつ病性障害という疾患診断へと繋がります）の特定化に取って代わられており、そのことによって気分障害の診断、ひいては治療は著しい混乱に陥っているように思われます。それを批判するのが本節の趣旨ですが、例によってまずは私の「うつ」診断をお話ししておきます（ここで、括弧を付けて「うつ」と記載しましたものは、うつ状態をきたす疾患群を表しています）。

　上段のスライド71「『うつ』の診断は精神科臨床のアルファでもあり、オメガでもある」はいま述べましたことを図示したものですが、2段階の診断過程において概括的にうつ状態と状態像診断しえたとしても、疾患診断においては疾患 A、B、C、D、E、F 等々を鑑別しなければならないということを示しています。

　下段のスライド72には、そうした疾患の鑑別という観点から私が日常臨床の場で慣用している「うつ」の診断分類を掲げました。10種の疾患を成因別に4種に区分しておりますが、外因性、広義の内因性、心因性の三大別に加えまして疲弊性という4番目の成因も加えております。1番目の外因性とは身体疾患（器質性・症状性・中毒性）に基づくうつ状態であり、ここは1つにまとめておりますが、基底にある器質性・症状性・中毒性の各種の疾患名をあげていけばきりがありません。2番目の広義の内因性を私は6種に分けていますが、それらは躁うつ病（I型、II型）、内因性うつ病、退行期（初老期）うつ病・老年期うつ病、産褥期うつ病、月経前不快気分障害（月経前うつ病）、季節性感情障害（冬期うつ病）です。月経前不快気分障害（月経前うつ病）を内因性に含めましたのは、もちろん性ホルモンが関与していると

「うつ」の診断は精神科臨床のアルファでもあり、オメガでもある

状態像 ： うつ状態

疾　患 ： A B C D E F ……

スライド 71

筆者が慣用する「うつ」の診断分類

外因性
- 身体疾患（器質性・症状性・中毒性）に基づくうつ状態

広義の内因性
- 躁うつ病（Ⅰ型、Ⅱ型）
- 内因性うつ病
- 退行期（初老期）うつ病・老年期うつ病
- 産褥期うつ病
- 月経前不快気分障害（月経前うつ病）
- 季節性感情障害（冬期うつ病）

心因性
- 抑うつ反応
- 抑うつ神経症（含：逃避型抑うつ）

疲弊性
- 疲弊抑うつ

スライド 72

思いますが確とした異常は知られておらず、その発病要因として先天的な脆弱性が大きいと考えたからです。3番目の心因性には抑うつ反応と抑うつ神経症（含：逃避型抑うつ）が入ります。そして4番目の疲弊性はその言葉通り疲弊抑うつです。後の用語の問題にも関わりますので1つ注釈を入れておきますが、私が「うつ病」と呼んでおりますものは内因性うつ病を初めとする広義の内因性の6種に限っていることです。

　いずれにしましても、「うつ」にはこれほど各種の疾患があり、私はそれらを鑑別するようにしているのです。

うつ状態患者の疾患診断の進め方

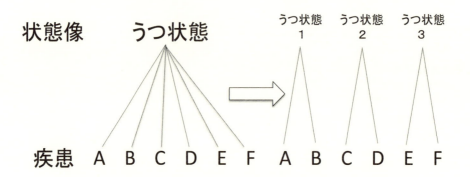

概括的にはうつ状態ではあっても、それをより精細に
うつ状態1、うつ状態2、うつ状態3と分別的に診分ける
ならば、鑑別すべき疾患はより限定的となる。

スライド73

うつ状態の4類型

　うつ状態 depressive state, depressiver Zustand という名称が本来、指し示しているもの：
Depressionの原義は「下に(de)、押えられた(press)、こと(sion)」、すなわち「押し下げられた状態」であって、それは即「憂うつ」のみを意味するものではない。

　以下、「〇・△型うつ状態」の〇は感情や気分の特徴を、△は思考や行動の特徴を表している。
- 悲哀・制止型うつ状態
- 不安・焦燥型うつ状態
- 憂鬱・煩悶／逃避型うつ状態
- 疲弊・茫然型うつ状態

スライド74

スライド73
スライド74

　さて、先に憂うつ気分を主とする状態を概括的にうつ状態と呼び、そうしたうつ状態を示すものは正常範囲内のものから成因を異にする各種の疾患に至るまで、多種多様なものがあることを述べました。

　ところで、スライド6の説明で述べましたように、精神科の疾患診断はまずはいかに正確な状態像診断が出来るか否かにかかっているのですが、ことうつ状態を呈する疾患の鑑別にあたっては鑑別すべき疾患の数が多いだけに、たんに概括的にうつ状態と診断するだけでは足らず、より精細な状態像診断を求めてうつ状態をより細かく分別して把握することが必要と思われます。

　上段のスライド73「うつ状態患者の疾患診断の進め方」はそれを模式的に示したもので、ただ概括的にうつ状態とのみ診断していますと鑑別すべき疾患はAからFまでと6種にわたりますが、それをより精細にうつ状態1、うつ状態2、うつ状態3と分別的に診分けますならば、鑑別すべき疾患は各々2種ずつとより限定的となるのです。

　下段のスライド74「うつ状態の4類型」はいま模式的にお示ししましたものの実際例ですが、記してありますように私はうつ状態を4つの類型に分別いたしまして臨床に応用いたしております。なお、4つの類型の状態像の名称に関して一言述べておきます。うつ状態とはdepressive state、depressiver Zustandの慣用訳ですが、depressionの原義は「下に（de）、押えられた（press）、こと（sion）」であって、従ってdepressive stateとは本来は「押し下げられた状態」を意味しており、これを中核的な症状とはいえ気分面の押し下げ、それもその1つにすぎない憂うつ気分のみに着目して「うつ状態」と訳すことは、誤訳とはいえないもののdepressive stateの正確な理解の妨げにもなりかねないものです。しかし、旧来ずっとこの訳語名が使われてきておりますので、私は以下の4類型の名称を「○・△型うつ状態」（○は感情や気分の特徴、△は思考や行動の特徴）と形容句を冠して表すようにいたしました。そして、その4種とは悲哀・制止型うつ状態、不安・焦燥型うつ状態、憂鬱・煩悶／逃避型うつ状態、疲弊・茫然型うつ状態です。

うつ状態を診分けるには内因性うつ病の症状に知悉することが必須である！

内因性うつ病に特徴的な症状

① 食欲減退、体重減少（関連して味覚・嗅覚の低下、口渇、便秘）
② 早朝覚醒、昼間睡眠不能
③ 性欲減退、性機能低下（インポテンツ、不感症）
④ 自律神経失調（盗汗、突発的発汗、のぼせ、寒気、口渇、便秘）
⑤ 悲哀・寂寥・孤独感
⑥ 思考制止、行動制止
⑦ 自責感
⑧ 希死念慮、自殺企図
⑨ 日内変動（Abend besser）あり／日間変動なし

スライド 75

うつ状態の類型、「うつ」の慣用分類、ならびに主な治療法の対応

うつ状態の類型	「うつ」の慣用分類	主な治療法
悲哀・制止型うつ状態	内因性うつ病	imipramine
	躁うつ病のうつ病相	imipramine＋気分安定薬
不安・焦燥型うつ状態	退行期（初老期）うつ病 老年期うつ病 産褥期うつ病 遅発緊張病の病初期	amitriptyline ないし ECT
憂鬱・煩悶／逃避型うつ状態	抑うつ反応 抑うつ神経症	精神療法 抗不安薬
疲弊・茫然型うつ状態	疲弊抑うつ	休養 抗不安薬＋睡眠薬
その他	身体疾患に基づくうつ状態	原疾患に対する治療
	月経前不快気分障害	sertraline
	季節性感情障害（冬期うつ病）	光療法

（特定の薬剤名は筆者の第1選択薬）

スライド 76

スライド 75
スライド 76

　上段のスライド 75「うつ状態を診分けるには内因性うつ病の症状に知悉することが必須である！」は、先にスライド 24 でもお示ししました、内因性うつ病に特徴的な症状の一覧です。この症状一覧はうつ状態の質的差異を診分ける上でのいわば基準となるものでして、実際の臨床場面において概括的にうつ状態といえる状態像を診た場合には、この内因性うつ病の状態像に適合するものか否かを判断することが真っ先に行われるべきことです。それは何ゆえかと申しますと、内因性うつ病は決して見落としてはならず、見落とすと後に自殺という取り返しのつかない不幸な事態が生じることが頻繁であるからですし、またうつ症状がもっとも多彩に認められるからです。私の場合には、こうした診療の構えと手続きを経て、当該の患者は内因性うつ病ではなかろうと判断した場合に初めて心安んじて、ではいかなる疾患なのかを考えていくようにしています。

　さて、この内因性うつ病に特徴的に認められる症状を説明いたしますと、先にも述べましたように①〜④が身体症状、⑤〜⑧が精神症状であって、心身両面にわたる症状が相半ばして出現し、併せてそれらの症状に⑨日内変動（Abend besser）が認められます。こう並べてしまいますと、なんだか DSM の診断基準のようで、これらのうち X 個以上云々と私が言い出しそうとお思いになるかもしれませんが、私はもちろんそうした使い方をしているのでなく、言うならば構造化して考えています。それというのも、私が内因性うつ病の診断上ことさら重視していますのは、まずは a) 食欲、睡眠欲、性欲という三大本能の障害と b) 希死念慮の 2 つでして、私は某企業の産業医としてメンタルヘルス・セミナーで一般人に内因性うつ病の早期発見を講じていますが、その際には以上の a と b に着目するように述べ、それをわかりやすく、下卑た表現ですが「内因性うつ病とは'くう・ねる・やる・しぬ病'、すなわち食うこと、寝ること、「やる」ことが病い、そして死にたくなる病であると覚えなさい」と述べています。こうした表現はたんに一般人にもわかりやすいからというだけでなく、内因性うつ病の本質論にもいささか関わりがあることであると私が考えているからです。それというのも、摂食、睡眠は自己保存に、性交は挙児にとって必須でして、それらの障害は個体の死ならびに血族の断絶（死）に繋がるものであり、また内因性うつ病では病初期より実際に自殺が生じるのであって、従って内因性うつ病とはひたすら「死に向かう病」であるからです。そして、次いで重視している症状が、c) 悲哀・寂寥・孤独感と思考制止、行動制止（たんなる憂うつ気分と違って悲哀・寂寥・孤独感は死へと誘い、また思考制止、行動制止はすべてを停止させるものですから、これらも「死に向かう」と表現できるかもしれません）であり、d) 朝方が悪く、夕方以降に若干改善してくるという日内変動です。そして、これまでの経験上、内因性うつ病であるならばこれらの症状は発病後 1 ヶ月内外で揃ってくるという観察をしてきています。

　以上述べました内因性うつ病の諸症状から構成される状態像を、私は感情・気分面の悲哀・寂寥・孤独感、ならびに思考・行動面の思考制止、行動制止に着目して悲哀・制止型うつ状態

うつ状態を診分けるには内因性うつ病の症状に知悉することが必須である！

内因性うつ病に特徴的な症状

① 食欲減退、体重減少（関連して味覚・嗅覚の低下、口渇、便秘）
② 早朝覚醒、昼間睡眠不能
③ 性欲減退、性機能低下（インポテンツ、不感症）
④ 自律神経失調（盗汗、突発的発汗、のぼせ、寒気、口渇、便秘）
⑤ 悲哀・寂寥・孤独感
⑥ 思考制止、行動制止
⑦ 自責感
⑧ 希死念慮、自殺企図
⑨ 日内変動（Abend besser）あり／日間変動なし

スライド 75

うつ状態の類型、「うつ」の慣用分類、ならびに主な治療法の対応

うつ状態の類型	「うつ」の慣用分類	主な治療法
悲哀・制止型うつ状態	内因性うつ病	imipramine
	躁うつ病のうつ病相	imipramine＋気分安定薬
不安・焦燥型うつ状態	退行期（初老期）うつ病 老年期うつ病 産褥期うつ病 遅発緊張病の病初期	amitriptyline ないし ECT
憂鬱・煩悶／逃避型うつ状態	抑うつ反応 抑うつ神経症	精神療法 抗不安薬
疲弊・茫然型うつ状態	疲弊抑うつ	休養 抗不安薬＋睡眠薬
その他	身体疾患に基づくうつ状態	原疾患に対する治療
	月経前不快気分障害	sertraline
	季節性感情障害（冬期うつ病）	光療法

（特定の薬剤名は筆者の第1選択薬）

スライド 76

と名付けました。

　なお、ここで「悲哀」という用語で代表させた悲哀・寂寥・孤独感に注釈を施しておきますが、これはたんに「気がはればれとしない、ふさぐ、くさくさする」を表す憂うつ気分とはまったく異なるものでして、文字通り「哀しい」、「寂しい」、「独りぼっち」という感情を指したものです。私が精神科研修医となった1975年当時はまだ症状名をドイツ語で記載する習慣がありましたが、指導医たちは悲哀・寂寥・孤独感は Traurigkeit と、憂うつ気分は depressive Stimmung と記して、明らかにそれらを区別しておられましたが、いまやそうした術語の使い分けもどこかへ行ったように思います。

　下段のスライド76には、先のスライド74でお示ししましたうつ状態の4類型および類型化しえないその他に分けて、「うつ」の慣用分類ならびに主な治療法との対応関係を示しました。

　悲哀・制止型うつ状態は上段のスライド75にてその状態像を詳しく説明いたしました。先に述べましたように内因性うつ病においてその典型が見られますが、躁うつ病のうつ病相においてもほぼ同様なものが認められます。その治療法としては内因性うつ病の場合には各種抗うつ薬の中で私は今もって三環系抗うつ薬である imipramine を第1選択薬として用いていますし、またもっとも有効と考えています。躁うつ病のうつ病相の場合には、当然のことながら躁病相の予防のために気分安定薬を併用いたします。

　不安・焦燥型うつ状態は、a) 思考・行動面は制止ではなく焦燥である、b) 不定の身体的愁訴があり、それに固執して訴え続ける、c) いわゆる微小妄想（心気・罪業・貧困妄想）が認められるの3点を特徴とするものであり、経過は一般に遷延いたします。退行期うつ病（初老期うつ病）や老年期うつ病においてその典型をみますが、退行期（初老期）・老年期に発症したうつ病のうち、不安・焦燥型うつ状態を呈するもののみを退行期うつ病（初老期うつ病）や老年期うつ病と呼んでいて、この年代に発症するもののうちには内因性うつ病もありまして、その場合には悲哀・制止型うつ状態を呈しますし、それはあくまでも内因性うつ病と呼んでいます。そのほか、産褥期うつ病においてもこの状態像は認められ、また近年古茶大樹先生の再発見によってわが国でも知られるようになりました遅発緊張病の病初期にも認められます。治療については私は三環系抗うつ薬である amitriptyline を第1選択薬として使用しますが、それで治まらない場合には ECT の適応と考えています。

　憂鬱・煩悶／逃避型うつ状態は、感情や気分の特徴としては憂うつ気分を主とする、ないしほとんどそれのみであって、悲哀・寂寥・孤独感は認めませんし、思考や行動の特徴としては煩悶したり、ないし逃避したりします。こうした状態像を呈するものは抑うつ反応や抑うつ神経症で、ともに心因すなわち心理的葛藤、ストレスによって生じます。ストレスは環境因と性格・知能因との兼ね合いで形成されますが、その形成に環境因の方がより大なるものを抑うつ反応とし、これは環境因がなくなれば反応は治まってまいりますし、'時の癒し'によっても軽減してまいりますので通常は一過性です。他方、性格・知能因の方がより大なるものを抑うつ神経症とし、これは性格・知能因は変わらない、ないし変えようがないので通常は持続性で

うつ状態を診分けるには内因性うつ病の症状に
知悉することが必須である！

内因性うつ病に特徴的な症状
① 食欲減退、体重減少（関連して味覚・嗅覚の低下、口渇、便秘）
② 早朝覚醒、昼間睡眠不能
③ 性欲減退、性機能低下（インポテンツ、不感症）
④ 自律神経失調（盗汗、突発的発汗、のぼせ、寒気、口渇、便秘）
⑤ 悲哀・寂寥・孤独感
⑥ 思考制止、行動制止
⑦ 自責感
⑧ 希死念慮、自殺企図
⑨ 日内変動（Abend besser）あり／日間変動なし

スライド75

うつ状態の類型、「うつ」の慣用分類、ならびに主な治療法の対応

うつ状態の類型	「うつ」の慣用分類	主な治療法
悲哀・制止型うつ状態	内因性うつ病	imipramine
	躁うつ病のうつ病相	imipramine＋気分安定薬
不安・焦燥型うつ状態	退行期（初老期）うつ病 老年期うつ病 産褥期うつ病 遅発緊張病の病初期	amitriptyline ないし ECT
憂鬱・煩悶／逃避型うつ状態	抑うつ反応 抑うつ神経症	精神療法 抗不安薬
疲弊・茫然型うつ状態	疲弊抑うつ	休養 抗不安薬＋睡眠薬
その他	身体疾患に基づくうつ状態	原疾患に対する治療
	月経前不快気分障害	sertraline
	季節性感情障害（冬期うつ病）	光療法

（特定の薬剤名は筆者の第1選択薬）

スライド76

長期に及びます。治療的には精神療法と抗不安薬の併用が必要と思います。

　なお、近年増加していると言われる「新型うつ」なるものは、状態像から言えばこの憂鬱・煩悶／逃避型うつ状態のうち、煩悶すること少なく容易に逃避が生じるものであって憂鬱・逃避型うつ状態と言えるものでして、疾患論的には抑うつ神経症に属するものと私は考えています。こうした病態は、一方に他者（社会人であれば職場の上司）の評価に敏感でストレス耐性が低く、他方に他罰かつ他力本願傾向がある（打たれ弱く、他人のせいにし、それでいて他人に頼る）という性格因によってきたるものと理解され、過去においても決して見られなかったわけではありませんでしたが（1977年に広瀬徹也先生が提唱された「逃避型抑うつ」はこの「新型うつ」を先取りした先駆的業績です―広瀬徹也：「逃避型抑うつ」について．宮本忠雄編：躁うつ病の精神病理．p.61-86, 弘文堂, 1977）、近年における増加の背景には児童期における仲間遊び chumship の乏しさ（昭和22年生まれで私より2歳年長ながら、ほぼ同世代の落語家三遊亭小遊三氏は、山梨県大月市で生い育った少年時代を懐かしく回顧して、この chumship を「ガキ大将システム」と呼ばれています―三遊亭小遊三：「ガキ大将システム」で育つ．読売新聞 2012.3.18 日曜版「心の風景」）、学校の成績や学歴のみを絶対視する現代社会における価値の一元化、および社会全体のマニュアル化の蔓延による臨機応変能力の欠如があると思われます。ついでにお話ししておきますと、急激に起こった環境因によって急性・一過性に生じる抑うつ反応においても、かつてのようにそもそもの環境因ないし結果としての自己の状態に煩悶し続けることは現今では少なくなってきており（「克己」という言葉は今や死語となりはてています）、後のDSM解離性障害への批判で述べますように、容易に〈葛藤素材の隠蔽〉である転換型ヒステリーや身体化障害、あるいはまた〈葛藤主体の隠蔽〉である解離型ヒステリーを呈して当該の葛藤を回避してしまう、すなわちある種の逃避を図る症例が増えてきている印象を私は持っています。

　疲弊・茫然型うつ状態、これは疲弊抑うつで見られるものですが、現代社会における過重労働を反映してか、近年こうした症例が増加しているように思われます。労務能力が高く、それだけに上司からの信頼が厚く、次々と重要な仕事を任され、また本人も性格的にそれを断りきれず、むしろ'心意気に感じて'頑張っているうちに能力の限界を超えて疲弊し、一段落できると思っていた仕事の区切りが不意に遠ざかるというようなエピソードを機に、張りつめていた糸が切れるかのように突然に発症するというパターンが典型と思います。いわば溜まっていた疲れがどっと噴き出す感じで、感情・気分面では疲弊感が強く感じられ、思考・行動面では何も考えられず、何も出来なくなって茫然としてしまいます。病前性格は内因性うつ病と同じくメランコリー親和型ないし執着気質が多く、その点では内因性うつ病との鑑別を要しますが、症状内容において悲哀・制止型うつ状態とは異なります。治療的にはとにもかくにも休養を取らせることが重要で、対症療法的には少量の抗不安薬や睡眠薬を使う場合もあります。

　なお、「うつ」の慣用分類に挙げました疾患のうち、身体疾患に基づくうつ状態、月経前不快気分障害（月経前うつ病）、季節性感情障害（冬期うつ病）の3つはこれまで述べてまいりましたうつ状態の類型との対応関係が得られませんでしたが、それはもっぱら感情・気分面と

うつ状態を診分けるには内因性うつ病の症状に知悉することが必須である！

内因性うつ病に特徴的な症状
① 食欲減退、体重減少（関連して味覚・嗅覚の低下、口渇、便秘）
② 早朝覚醒、昼間睡眠不能
③ 性欲減退、性機能低下（インポテンツ、不感症）
④ 自律神経失調（盗汗、突発的発汗、のぼせ、寒気、口渇、便秘）
⑤ 悲哀・寂寥・孤独感
⑥ 思考制止、行動制止
⑦ 自責感
⑧ 希死念慮、自殺企図
⑨ 日内変動（Abend besser）あり／日間変動なし

スライド 75

うつ状態の類型、「うつ」の慣用分類、ならびに主な治療法の対応

うつ状態の類型	「うつ」の慣用分類	主な治療法
悲哀・制止型うつ状態	内因性うつ病	imipramine
	躁うつ病のうつ病相	imipramine＋気分安定薬
不安・焦燥型うつ状態	退行期（初老期）うつ病 老年期うつ病 産褥期うつ病 遅発緊張病の病初期	amitriptyline ないし ECT
憂鬱・煩悶／逃避型うつ状態	抑うつ反応 抑うつ神経症	精神療法 抗不安薬
疲弊・茫然型うつ状態	疲弊抑うつ	休養 抗不安薬＋睡眠薬
その他	身体疾患に基づくうつ状態	原疾患に対する治療
	月経前不快気分障害	sertraline
	季節性感情障害（冬期うつ病）	光療法

（特定の薬剤名は筆者の第1選択薬）

スライド 76

思考・行動面に着目してのうつ状態の類型化には必ずしもそぐわなかったからです。これらを診断するにあたって私が着目する点を述べますと、身体疾患に基づくうつ状態についてはうつ状態ではあるが上記した4類型のいずれにも合致しないこと、月経前不快気分障害（月経前うつ病）については月経周期との関連性があること、季節性感情障害（冬期うつ病）については冬期という発現時期と過眠・過食という症状です。治療については各々、スライド76に記しましたことを原則としています。

　最後に1つ注釈しておきますが、悲哀、制止、不安、焦燥、憂鬱、煩悶、逃避、疲弊、茫然という言葉をうつ状態の類型名に用いていますが、本来は「押し下げられた状態」を表すdepressive stateの慣用訳として用いられている「うつ状態」という用語に含まれているのは、上記9種の言葉のうち唯一、憂鬱のみです。しかし、他の8種も本来の「押し下げられた状態」に含まれているのでして、こうした心性が「うつ状態」を構成していることは忘れてはならないことだと思います。

うつ病(DSM-5)/大うつ病性障害の診断基準Aの項目(3)、(4)、(5)における相反する症状の併記
（＊、＊＊、＊＊＊は筆者付記）

(3) 食事療法をしていないのに，著しい体重減少＊，または体重増加＊＊（例：1ヶ月で体重の5％以上の変化），またはほとんど毎日の食欲の減退＊または増加＊＊

(4) ほとんど毎日の不眠＊または過眠＊＊

← 内因性うつ病（＊）のみならず、季節性感情障害（＊＊）をも含むようにしたものか？

(5) ほとんど毎日の精神運動焦燥＊＊＊または制止＊（他者によって観察可能で，ただ単に落ち着きがないとか，のろくなったという主観的感覚ではないもの）

← 内因性うつ病（制止型うつ病 retarded depression ）（＊）のみならず、退行期（初老期）うつ病、老年期うつ病、産褥期うつ病（以上、興奮型うつ病 agitated depression ）（＊＊＊）をも含むようにしたものか？

スライド 77

DSM大うつ病性障害はごった煮のごとく！

いかなる「うつ」でも、重症化すればうつ病(DSM-5)／大うつ病性障害の診断基準Aの5項目以上を満たす。

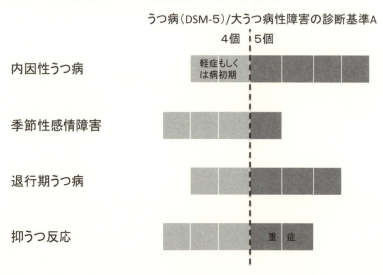

スライド 78

スライド77
スライド78

　さて、ずいぶん長々と私の「うつ」診療のあり方を述べてきましたが、それはこれからその批判を行う DSM 大うつ病性障害の診断基準がいかに杜撰であるかを際立たせるためです。ここまで述べておけば、これから述べることはほんの僅かなことで済むのです。

　上段のスライド77「うつ病（DSM-5）/ 大うつ病性障害の診断基準 A の項目(3)、(4)、(5)における相反する症状の併記」をご覧ください。このスライド77には先にスライド42でも掲げましたうつ病（DSM-5）/ 大うつ病性障害の診断基準 A における相反する症状の併記を取り上げました。

　以下はスライド42の説明と同じ文章になりますが、まず(3)で、ここには「食事療法をしていないのに、著しい体重減少 *、または体重増加 **（例：1ヶ月で体重の5% 以上の変化）、またはほとんど毎日の食欲の減退 * または増加 **」とあります。すなわち、「著しい体重減少 *」と「（著しい）体重増加 **」とが相反していますし、「食欲の減退 *」と「（食欲の）増加 **」とがこれまた相反しています。また(4)ですが、「ほとんど毎日の不眠 * または過眠 **」とあり、ここでは「不眠 *」と「過眠 **」が相反しています。察しますに、私が * を付けました「著しい体重減少」、「食欲の減退」、「不眠」はこの診断基準が内因性うつ病を含むようにしたものであり、他方 ** を付けました「（著しい）体重増加」、「（食欲の）増加」、「過眠」は季節性感情障害（冬期うつ病）を含むようにしたものと思われます。次いで(5)ですが、ほとんど毎日の精神運動焦燥 *** または制止 *（他者によって観察可能で、ただ単に落ち着きがないとか、のろくなったという主観的感覚ではないもの）」とあり、ここでは「精神運動焦燥 ***」と「（精神運動）制止 *」が相反しています。これも察しますに、私が * を付けました「（精神運動）制止」で内因性うつ病（制止型うつ病 retarded depression）を含み、*** を付けました「精神運動焦燥」で退行期（初老期）うつ病、老年期うつ病、産褥期うつ病（以上、興奮型うつ病 agitated depression）を含むようにしたものと思われます。つまり、この診断基準1つで内因性うつ病も、季節性感情障害も、さらに退行期（初老期）うつ病、老年期うつ病、産褥期うつ病もすべて診断できるようにしたものと思われます。

　この説明から先のスライド42で結論しましたのは、うつ病（DSM-5）/ 大うつ病性障害の診断基準 A は疾患論的に無構造であるということだったのですが、同じ内容のこのスライド77で私が言いたいことは、この診断基準でうつ病（DSM-5）/ 大うつ病性障害と診断し得たとしても、その中には内因性うつ病も、季節性感情障害も、退行期（初老期）うつ病も、老年期うつ病も、産褥期うつ病も入っていることになる、すなわちうつ病（DSM-5）/ 大うつ病性障害は疾患論的にはごった煮であるということです。「ごった煮」には説明を要しないと思いますが、念のため広辞苑を参照しておきますと、それは「さまざまな材料をまぜて煮たもの」です。加えますならば、相反する症状を併記してる点では混ぜ合わせてはいけない物を入れているわけでして「闇鍋」とも言いたくなります。

うつ病（DSM-5）/大うつ病性障害の診断基準Aの項目(3)、(4)、(5)における相反する症状の併記
（＊、＊＊、＊＊＊は筆者付記）

(3) 食事療法をしていないのに，著しい体重減少＊，または体重増加＊＊（例：1ヶ月で体重の5％以上の変化），またはほとんど毎日の食欲の減退＊または増加＊＊

(4) ほとんど毎日の不眠＊または過眠＊＊

← 内因性うつ病（＊）のみならず、季節性感情障害（＊＊）をも含むようにしたものか？

(5) ほとんど毎日の精神運動焦燥＊＊＊または制止＊（他者によって観察可能で，ただ単に落ち着きがないとか，のろくなったという主観的感覚ではないもの）

← 内因性うつ病（制止型うつ病 retarded depression）（＊）のみならず、退行期（初老期）うつ病、老年期うつ病、産褥期うつ病（以上、興奮型うつ病 agitated depression）（＊＊＊）をも含むようにしたものか？

スライド 77

DSM大うつ病性障害はごった煮のごとく！

いかなる「うつ」でも、重症化すればうつ病（DSM-5）／大うつ病性障害の診断基準Aの5項目以上を満たす。

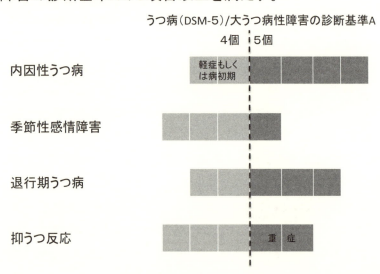

スライド 78

下段のスライド 78「DSM 大うつ病性障害はごった煮のごとく！」はそれをわかりやすく図示したものですが、いま述べました内因性うつ病、季節性感情障害、退行期うつ病はもちろんのこと、先にはあげなかった抑うつ反応であっても、重症化すれば診断基準 A の 5 項目以上を満たすでしょうからうつ病（DSM-5）/ 大うつ病性障害と診断されてしまうことになり、逆に内因性うつ病でも軽症もしくは病初期であれば 5 項目に満たず、うつ病（DSM-5）/ 大うつ病性障害との診断名が与えられないことになってしまいます。私が先のスライド 71 〜 76 で私の「うつ」診療のあり方を詳細に述べましたのは、成因が異なれば、また疾患が異なれば、有効な治療法が異なるからですが、外因性、広義の内因性、心因性、疲弊性という成因も問わず、またそれらのうちの個別な疾患の種類も問わない、すなわちごった煮のうつ病（DSM-5）/ 大うつ病性障害と診断したとしても、それが臨床の実際上は、ということはとりもなおさず治療上はという意味ですが、どういう意義を持ちうるのでしょうか。ここでも「診断は治療の侍女であって主人ではない」という臺弘先生の言葉が想い起こされますが、うつ病（DSM-5）/ 大うつ病性障害という診断は治療上の指針を何も与えてくれるものではなく、まったく呆れはててしまうしかありません。新規の抗うつ薬の治験において、いかに多数例を集めた大数研究においても有効率が低いのは、要は DSM 大うつ病性障害の診断基準に拠って症例を集めているからであって、それと言うのもそうして集められた対象群は大うつ病性障害という診断においては均質なのでしょうが、その実体はごった煮の疾患群からなる不均質なものだからです。結果は端からわかっているのです。

Major Depressive Disorder の日本語訳の変遷

DSM-Ⅲ～DSM-Ⅳ-TRの訳書　　　大うつ病性障害
　　　　　　　　　　　　　　　　　↓
慣用的に　　　　　　　　　　　　うつ病
　　　　　　　　　　　　　　　　　↓
DSM-5の訳書　　　　うつ病（DSM-5）/大うつ病性障害
（日本精神神経学会による、
　慣用表現の公認？）

（近い将来において）
　　　　　　　　　　　　　　　　　⇣
公式に　　　　　　　　　　　　　うつ病

スライド 79

スライド 79

　本節の最後に DSM の Major Depressive Disorder の日本語訳の問題点に触れておきたいと思います。私はかつて第104回日本精神神経学会総会（2008）のシンポジウム「うつ病の広がりをどう考えるか」で「うつ病は増えてはいない―大うつ病性障害（DSM）とは成因を問わない抑うつ症状群である」を発表しました折に、発表の最後で「抑うつ反応（旧来診断）→大うつ病性障害（DSM）→うつ病（旧来診断？）」という図を描き、これをもって「『うつ病が増えている』という言説のまやかし―そのからくり」と表現しました。すなわち、旧来で言えば「抑うつ反応」と診断されるべきものが DSM で「大うつ病性障害」と診断され、それが慣用的に「うつ病」と称されて、結局うつ病が増えているという言説となっていると批判したのですが、そうした批判も馬耳東風なのでしょうか、その日本精神神経学会が日本語版用語監修という形でこのたびの DSM-5 の日本語訳に加わり、Major Depressive Disorder を「うつ病（DSM-5）／大うつ病性障害」と訳して、私が批判していた慣用表現をいわば公認したのです。スライド 79 の横線より上がいま述べました経緯を表したものですが、こうした経緯から私は近い将来に必ず、「うつ病（DSM-5）／大うつ病性障害」という名称はその長たらしさと煩雑さからは横線より下のように公式的にも「うつ病」と簡略化されるであろうと危惧いたしておりました。そして、このたび本発表を行うにあたって訳書を詳しく見てみたのですが、その危惧はすでに現段階でも的中しておりまして、すでにその方向性がはっきりと打ち出されていたのです。それというのも、「うつ病（DSM-5）／大うつ病性障害」の訳注として以下のことがすでに記されていたのです。

〔訳注：本書では『DSM-5 病名・用語翻訳ガイドライン（初版）』に基づき、「うつ病（DSM-5）」（major depressive disorder）は、「DSM-5 で定義されるうつ病」という意味で用いている。「抑うつエピソード（DSM-5）」（major depressive episode）も同様である。なお、すべての箇所に（DSM-5）を付記すると煩雑なため本文中では見出しおよび初出を除いて省略した。したがって本文中の「うつ病」、「抑うつエピソード」は、「DSM-5 で定義されるもの」であることを意味している。〕（下線は筆者）

　本節で縷々批判してきましたように、DSM の Major Depressive Disorder はこの 1 世紀あまりの近代精神医学の「うつ」分類の歴史を無きものとし、19 世紀に立ち戻ったほどの暴挙であり、内容の愚かしさから言えば愚挙とも言えるものですが、それでもなお伝統ある Depression という用語は用いずに、Major Depressive Disorder という新しい、別の用語を使用しておりました。それであるのに、何ゆえにわが国の精神医学が DSM に追随するだけでなく、用語においては直訳の「大うつ病性障害」を使わずに「うつ病」という名称を用いて先行しなければならないのでしょうか。慣用表現においても「うつ病」という用語の不用意な使用、その蔓延による弊害はこと臨床場面だけでなく社会的にも指摘されてきておりますが、それを公式的に採用することにいったいぜんたいいかなる理と利があるというのでしょうか。私にはまったくわからない所業です。

Janet, P. による解離の「定義」
（ただし、明瞭に定義として記されているわけではない）

　あたかも或る観念つまり或る部分的考想体系が解放されて独立してきて、それ自体が独自に展開してくるようなことが起こっている。その結果、一方ではそれがあまりにも発展し過ぎてしまい、他方意識全体の方は一種の空隙を示し、この観念に関する健忘と無意識が現れることになる。
（高橋徹訳：『ジャネ 神経症』、医学書院、1974）

スライド 80

筆者による解離（Janet, P.）のまとめ

　解離とは「解離機制」とでも言うべき心的メカニズム psychic mechanism であって、
a) 過去の外傷体験にまつわる観念体系は意識下に留め置かれる（意識下固定観念）。
b) この意識下固定観念が解放され、独立して発展したものが種々のヒステリー症状である。
c) 意識下固定観念も、その解放であるヒステリー症状も人格的意識全体から切り離されているゆえに、その最中においては無自覚を被り、後には健忘を残す。

スライド 81

3）羊頭狗肉としての解離性障害診断基準

スライド80
スライド81

　各論批判の最後に解離性障害の診断基準を取り上げます。例によってまずは解離性障害を私はどう考えているか、そこからお話しすることにしますが、これも前節と同じく詳細に語ることにします。

　上段のスライド80をご覧ください。ここには、解離 dissociation（仏）という用語を初めて用いてヒステリーを論じたJanet,P.による解離の「定義」をお示ししました。いま、カギ括弧を付けて「定義」と記しましたのは、Janetの著作中には明らかにそれとわかる形で解離の定義が示されているわけではなく、解離という用語はもっぱら述語的に使用されているだけだからです。掲げましたものは、Janetが"Les Nevroses"（高橋徹訳『神経症』、医学書院、1974）で夢遊病型固着観念ないしヒステリー性精神錯乱を記した章の中で、もっともまとまったものとしてこの解離を述べた一節です。読み上げます。

　「あたかも或る観念つまり或る部分的考想体系が解放されて独立してきて、それ自体が独自に展開してくるようなことが起こっている。その結果、一方ではそれがあまりにも発展し過ぎてしまい、他方意識全体の方は一種の空隙を示し、この観念に関する健忘と無意識が現れることになる」（訳書のまま）。

　この一節そのものに対するものではありませんが、『神経症』の訳者である高橋徹先生はJanetの数々の著作を通して次のように解説されています。「Janetは同書（『心理学的自動症』：最近、松本雅彦先生による訳書〈みすず書房、2013〉が出版されました—筆者注）の中で『意識の視野』という概念を述べている。それは周囲の状況との関わりの中で自己を認知する人格的認知において、認知の各瞬間ごとにその人格に結びつく個々の単純な現象の総数のことである。ヒステリー現象は、この『意識の視野』が狭まって、それまで人格に結びつけられていた観念や機能の諸現象が解離してさらに解放されていく動向によって特徴づけられるという。〈中略〉Janetによれば夢遊病型固着観念の現象は、『意識の視野』が狭まり、つまり人格的意識に同時に結びつき得る心的現象の数が減少するにつれて、その人格的意識の総体から解離した数々の心的現象が形成していた観念体系が人格的意識の総体から解放されて独立して発展している現象であるという。その結果、他方の人格的意識全体の方には一種の空隙が生じ、それはこの観念体系に関する健忘と無意識によって示されるという」（高橋徹：ヒステリーから解離性障害へ．中谷陽二編：解離性障害〈精神医学レヴュー22〉、p.5-12、ライフ・サイエンス、1997）。

　また、アメリカにおける著名な解離性障害研究者であるPutnam,F.W.は次のように述べています。「ジャネは、健忘、遁走、継時的複数存在（successive existences、交代人格を指す彼の用語である）、転換症状をもつ患者を研究し、これらの症状は、人格の切り離された部分であって独立して機能し発達しうるような（彼の概念では『意識下固定観念 subconscious

Janet, P. による解離の「定義」
（ただし、明瞭に定義として記されているわけではない）

　あたかも或る観念つまり或る部分的考想体系が解放されて独立してきて、それ自体が独自に展開してくるようなことが起こっている。その結果、一方ではそれがあまりにも発展し過ぎてしまい、他方意識全体の方は一種の空隙を示し、この観念に関する健忘と無意識が現れることになる。
（高橋徹訳：『ジャネ 神経症』、医学書院、1974）

スライド80

筆者による解離（Janet, P.）のまとめ

　解離とは「解離機制」とでも言うべき心的メカニズム psychic mechanism であって、
a) 過去の外傷体験にまつわる観念体系は意識下に留め置かれる（意識下固定観念）。
b) この意識下固定観念が解放され、独立して発展したものが種々のヒステリー症状である。
c) 意識下固定観念も、その解放であるヒステリー症状も人格的意識全体から切り離されているゆえに、その最中においては無自覚を被り、後には健忘を残す。

スライド81

fixed ideas 』という）存在によるものであると考えた。ジャネが示したのは、症状や行動のもとになる解離された諸要素が過去の外傷体験に起源をもっていること、また、分離された記憶や感情は意識に上らせて治療することができ、さらに治療の中で修正が可能であるということである」(Putnum,F.W. : Diagnosis and Treatment of Multiple Personality Disorder. Guilford Press, 1989.〈安克昌、中井久夫訳：多重人格性障害―その診断と治療. みすず書房, 2000〉)。

　さて、以上の Janet の原叙述、高橋先生ならびに Putnam の解説を踏まえまして、私が理解しました Janet の解離の概念を下段のスライド 81 に掲げました。それは「解離とは『解離機制』とでも言うべき心的メカニズム psychic mechanism であって、a）過去の外傷体験にまつわる観念体系は意識下に留め置かれる（意識下固定観念）、b）この意識下固定観念が解放され、独立して発展したものが種々のヒステリー症状である、c）意識下固定観念も、その解放であるヒステリー症状も人格的意識全体から切り離されているゆえに、その最中においては無自覚を被り、後には健忘を残す」です。後に紹介します DSM 解離性障害の診断基準との関係で、ここで是非とも強調しておきたいことは、解離とはある種の心の働き、すなわち心的メカニズムであるということであり、ヒステリーという病態から見れば、それは症状形成機序であるということです。ですから、統合失調症（精神分裂病に代えて用いられているこの病名は、あたかも'統合が失調する'という心的メカニズムを表しているように響きますが、たんに「分裂」という用語を嫌ってほぼ同じ意味を表す「統合失調」という用語に置き換えたにすぎません）やうつ病のような、たんなる記述用語とは違うのです。

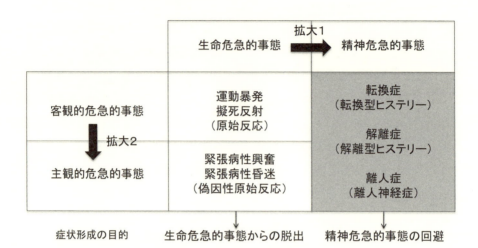

スライド 82

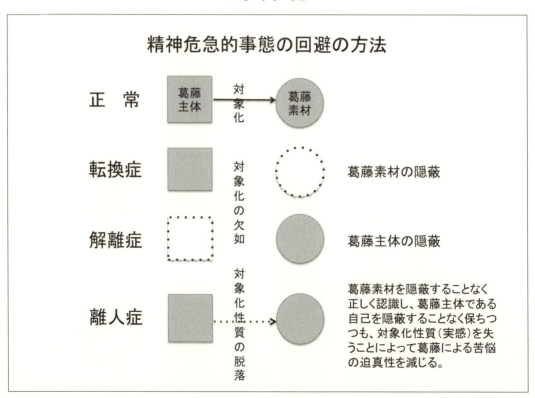

スライド 83

スライド 82
スライド 83

　それでは次に、私の解離性障害論を述べたいと思います。いま「解離性障害論」と述べましたが、私の精神科医としての前半生はヒステリーという用語が用いられていた時代でして、それゆえに私の論考も「ヒステリー論」として始めたいと思います。その当時、ヒステリーは大きくは身体症状を呈する転換型ヒステリー conversion hysteria と精神症状を呈する解離型ヒステリー dissociative hysteria とに二大別されておりましたが、重要なことはそれらの疾患名には、前者の「転換」は Freud,S. に始まる、後者の「解離」は Janet に始まる、ともにヒステリーという病態を形成する心的メカニズム（ヒステリー機制）が想定され、含意されていたことでした。ヒステリーを示唆するものとして臨床上注目されていました疾病利得 Krankheitsgewinn にしろ、「満ち足りた無関心 belle indifference」にしろ、いずれもヒステリーのたんなる臨床指標というよりも、症状の背後にある種の心的メカニズム、あるいは目的があることを暗示するものとして注目されていたのでした。

　ところで、私のヒステリー論は Freud でもなく、Janet でもなく、彼らと並んで三大ヒステリー論と呼ばれています Kretschmer,E. のそれに基づくものですが、ここで Kretschmer のヒステリー論を紹介しておきます（Kretschmer,E.: Historie, Reflex und Instinkt. 5 Aufl. Georg Thieme Verlag, 1948.〈吉益脩夫訳：ヒステリーの心理．みすず書房, 1961〉）。彼がヒステリーの成因的考察を運動暴発（Bewegungssturm を直訳すればこうなりますが、その有り様からは「運動乱発」の方が適訳と思います）や擬死反射の解析から始め、それらが生命危急時に際しての下層意志機制 hypobulischer Mechanismus による反応であるとしたことは有名なところですが、ここで重要なことは、第 1 にはそれらは生命危急時の反応であり、第 2 には症状形成は系統発生的に準備された生物学的装置である下層意志機制によるということです。以上の 2 点を私なりに表現しますならば、第 1 のものは自己危急反応、第 2 のものは生得的反応様式ということであり、すなわち「生得的反応様式で応じられた自己危急反応」こそが運動暴発や擬死反射の、ひいてはヒステリーの本質とされていたのです。

　さて、Kretschmer の論はあくまでも出発点でして、ここからが私のヒステリー論になりますが、上段のスライド 82「自己危急反応の症状スペクトラム」をご覧ください。「生得的反応様式で応じられた自己危急反応」と結論づけた運動暴発や擬死反射は、第 1 には生命が危急に陥り、第 2 にはその危急的事態は客観的に実在する、いうならば生命 − 客観的自己危急的事態における反応と言えるものなのですが、私は自己危急的事態をいま述べました事態に限定することなく、「生命」ならびに「客観的」の各々についてその延長線上にその概念を拡大いたしました。その概念の拡大ですが、第 1 の方向の拡大は自己危急を生命危急的事態に限定するのでなく、個体の精神的実存が危機に陥る事態、いうならば精神危急的事態にも拡大しようとするもので、これは具体的には心理的葛藤や苦悩をさしますが、ただし「精神危急的事態」という用語を使う以上は葛藤や苦悩の程度が自殺に至るほどに著しいものであることに限定する必

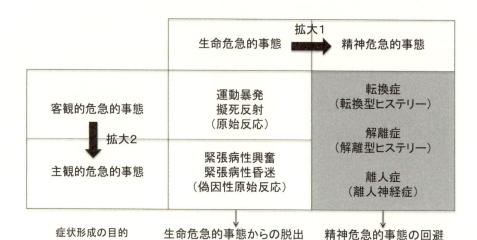

スライド 82

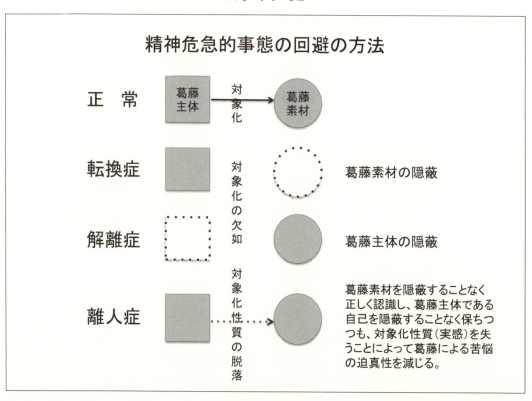

スライド 83

要があると思います。第2の方向の拡大は自己危急を客観的実在のものに限定するのでなく、主観的体験のものにも拡大しようとするもので、ここに私が「主観的体験」と呼ぶものは客観的には自己危急的事態が実在していないということを含意しているのですが、客観的実在といえども自己危急的事態が即、原始反応を引き起こすのではなく、それが当該者に認識され、言い換えるならば主観的体験へと転化されて初めて原始反応が生じるものである以上、原始反応を引き起こすのに重要なものは自己危急的事態が客観的に実在することではなく、客観的実在の有無にかかわらず、それが主観的体験として存在することなのです。こうした認識に立つならば、客観的には実在しないものの当該者の主観においては現実のことであると認識されている、いわば括弧づきの「自己危急的事態」にも原始反応の概念を適用することが妥当であるということになります。

　さて、こうして2方向に拡大された「自己危急反応」にはいかなる症状が含まれるでしょうか。後先を入れ替えて述べますが、第2の方向である生命—主観的自己危急状態において発現する症状は緊張病性興奮と緊張病性昏迷であり、前者は運動暴発と、後者は擬死反射と相同であって総じて偽因性原始反応と呼べるものです。ただ、その形成機序の説明は拙著『統合失調症の病態心理─要説：状況意味失認‒内因反応仮説─』（星和書店、2013）に譲り、本発表では省略させていただきます。考察を要するのは第1の方向である精神危急的事態（この場合には、その精神危急の程度が他者から見ても大であっていわば客観的にもそうであると認められようとも、あるいはその程度が他者から見れば小であっても当の本人にとっては大であるというような、いわば主観的としか言えないものであっても、すなわちその客観的—主観的という差異を問いません）において発現すると考えられる症状です。ここでいう精神危急的事態とは具体的には心理的葛藤ないし苦悩であり、ただしそれは自殺に至るまでの著しいものでなければならないことは先にも述べましたところですが、しかしこうした限定を付したとしても、なおそれは際限のないものであって、極論すればあらゆる精神症状の発現が上記のことで生じてくるという議論も可能かもしれません。よって私は、自己危急反応としての症状は次の2つの要件を満たすことが必須であろうと考えました。その1は症状は前形成的 präformiert (Hoche, A.) に準備されたもの、すなわち生得的反応様式として与えられたものであるということです。ただ、そうは言ってもその前形成性ないし生得性はおいそれと証明されるものではなく、したがってここでは原因である精神危急的事態の内実と結果である症状の内容との間に通常の意味での発生的了解関連が容易には見てとれないことをもって前形成性ないし生得性を示すものとします。その2は症状は精神危急的事態に対する反応として生じるものである以上、そこで生じてくる症状には精神危急的事態に対して自己の精神を防衛するという意味合いのあるものであるということで、すなわち症状の形成には自己防衛という目的志向性ないし合目的性があるというものです。以上、一方で前形成性ないし生得性、他方で自己防衛という目的志向性ないし合目的性という症状特性が必須の要件であることを述べましたが、ただしこれら2つの特性は、すでに Kretschmer が指摘していましたように別のものではなく一対のも

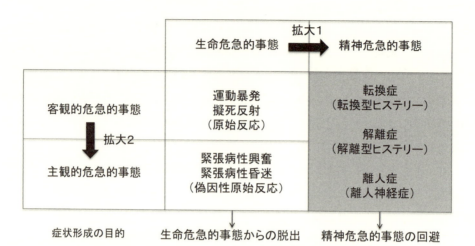

スライド 82

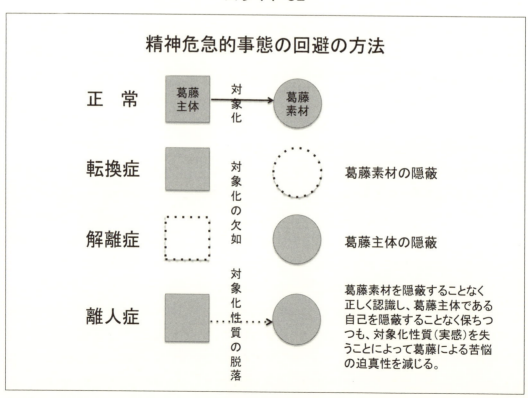

スライド 83

のと思われます。すなわち、前形成性ないし生得性とは個々の個体の自由意志を超えて、生物一般あるいはある特定の生物種全体にあらかじめ具備されたものという意味ですが、あまねく具備されている以上はそこになんらかの意味合いが含まれていると見做さざるをえず、それを具備するものが文字どおりの意味で'生ける物'としての生物であるからには、それは自己防衛という目的志向性ないし合目的性であると考えられるからです。

　以上の観点からすれば精神危急的事態において発現する自己危急反応の症状としていかなるものが考えられるでしょうか。私の理解するところ、少なくとも旧来ヒステリーとして呼ばれてきた転換症と解離症、加えて離人症はこれに含まれるものと思われます。私がこう考えましたのは転換症、解離症、離人症はいずれも心理的葛藤の果てに生じてくるものであり、そこで生じるものはその名称に表されていますように各々、心理的葛藤の身体症状への転換であり、心理的葛藤を起こしている当の人格の解離であり、心理的葛藤をも含めてすべての心的体験の迫真性を減退させるものであり、そこにおいてはなんらかの媒介項を置かないかぎり心理的葛藤と症状内容との間に発生的了解関連を読み取ることが容易ではなく、すなわち症状の前形成性ないし生得性が感知され、他方身体症状への転換、人格の解離、心的体験の迫真性の減退とまとめられる症状内容には自己防衛という目的志向性ないし合目的性がおぼろげながら感知されるからです。

　では、おぼろげながら感知されるとした自己防衛とは一体いかなる方法で得られるのでしょうか。これを生命危急的事態における自己危急反応（生命危急反応）と精神危急的事態における自己危急反応（精神危急反応）とに分けて考えてみることにします。まず生命危急反応ですが、原始反応や緊張病症候群などに認められる症状は等しく運動暴発と擬死反射です。前者の運動暴発は生命危急的事態、往々外敵ないし捕獲者への直面に際してひとときも静止することのない、また規則性のない位置移動 locomotion が激しく生じるものですが、目的論的に考えればこれは外敵による捕捉の可能性を減じるものであり、また偶発的な逃走の可能性を高めるものです。一方、後者の擬死反射は同様の事態に際して前者とは対極的に一切の運動の停止が生じるものですが、目的論的に考えればこれは外敵による発見を免れ、あるいは攻撃の停止を惹き起こし（動くものを攻撃するという動物の特性を逆手に取ったものと理解されます）、逃走のための時間的猶予、わかりやすく言いますと時間稼ぎをもたらすものです。このように、両者の症状形態およびそれによってもたらされる方法は対極的なものなのですが、目的はいずれも生命危急的事態からの脱出にあることは明らかと思われます。次いで精神危急反応ですが、認められる症状は転換症、解離症、および離人症です。まず転換症（旧来の転換型ヒステリー）に関してですが、これに含まれる症状には大きくは痙攣発作、種々の不随意運動、知覚過敏、疼痛（痛覚過敏）など機能が亢進するものと、運動麻痺（失立、失歩、失声）、知覚鈍麻・消失（種々の表在感覚、あるいは視覚や聴覚の障害など）など機能が減退・消失するものとを区別することができます。こうした転換症の目的については、私はこれを、当該者の苦悩の対象を精神危急的事態をもたらしたそもそもの心理的葛藤から身体的症状へと転換し（葛藤素材の隠

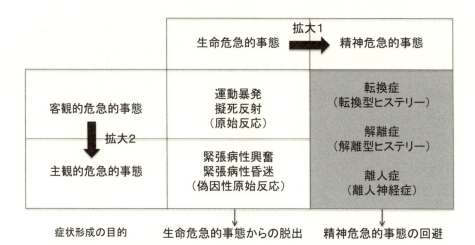

スライド 82

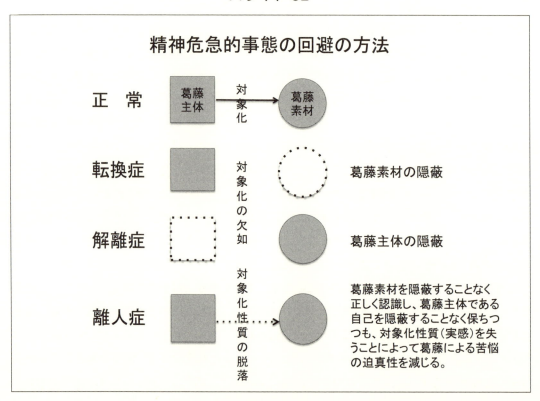

スライド 83

蔽)、結果として心理的葛藤を回避することにあると考えます。次に解離症(旧来の解離型ヒステリー)に関してですが、旧来の理解ではこれらには遁走、心因性健忘(全生活史健忘を含む)、多重人格、心因性もうろう状態(ガンゼル症候群を含む)などが含まれましょう。さて解離症の目的は何か。ここで重要なことは、それらの症状においては要は自己の連続性が断たれており、そうした病的状態を生ぜしめたと想定される心理的葛藤を担った自己はいま現在の自己が関知するものではないこととして意識から切り離されていることであって(ゆえに「解離 dissociation」なのです)、通常の状態に戻りますと、これは多重人格において顕著に認められることなのですが、逆に病的状態は原則として健忘をこうむるのです。このことを考慮しますと、解離症とは苦悩の主体すなわち真の自我を別の自我へと置き換えることによって(葛藤主体の隠蔽)、結果として心理的葛藤を回避するものであることがわかります。続いて離人症に関してです。離人症とは心的営為の対象化たる心的体験の形成において正常ならば付与されるはずの対象化性質、いうならば実感が脱落したもの、すなわち対象化性質(実感)の脱落態ですが、このことを考慮すれば離人症の目的は、転換症とは違って苦悩の対象・客体が心理的葛藤にあることを正しく認識し、他方において解離症とも違って自らがその苦悩をまさに主体的に引き受けつつも、苦悩の迫真性を減じようとしたもの(苦悩の迫真性の減退)と思われます。不完全さは否めないものの、これもまた心理的葛藤を回避する手段と思われます。

以上、精神危急反応の症状である転換症、解離症、離人症の目的とするものを順次検討してきましたが、共通して見られたのは心理的葛藤すなわち精神危急的事態の回避であると思われました。

下段のスライド83「精神危急的事態の回避の方法」はいま述べましたことをわかりやすく図示したものです。正常ならば葛藤主体は葛藤素材を対象化していますが、転換症においては点線で囲んだ円形のごとく葛藤素材が隠蔽され、解離症においては点線で囲んだ正方形のごとく葛藤主体が隠蔽されて、ともに対象化が欠如し、この対象化の欠如によってその時点では葛藤の自覚はなく、よって精神危急的事態は回避されますし、またそもそも対象化されていないのですから記憶痕跡はなく、後に健忘を残すのです。離人症においては対象化自体はあるのですが、葛藤主体から葛藤素材に向かう対象化の線を点線で記しましたように対象化性質(実感)が脱落し、そのために葛藤素材を隠蔽することなく正しく認識し、葛藤主体である自己を隠蔽することなく保ちつつも、実感を失うことによって葛藤による苦悩の迫真性を減じることになるのです。

なお、1点のみ付言しておきますが、転換症、解離症、離人症の3者はいずれも精神危急的事態を回避する方法であり、それらはいずれも個人の自由意志によらない生得的反応様式ですが、真に「解離」と呼べるのは葛藤主体を隠蔽する、つまり無きものとする解離症のみであって、DSMが離人症を解離性障害に含めているのは誤りなのです(転換症を解離性障害とは別立てにしているのは正当です)。

解離症における各種病態の状態像と〈葛藤主体の隠蔽〉の諸相

病態	状態像			
心因性健忘（全生活史健忘を除く）	限局性健忘			
遁走		分別もうろう状態		
心因性もうろう状態（ガンゼル症候群を除く）		もうろう状態		
全生活史健忘			自己ならびに来歴の健忘	
ガンゼル症候群				偽幼児症
多重人格				自己ならびに来歴の否認と創出

| 葛藤そのものの事後的被包（無意識）化 | ①現在の意識野からの葛藤の排除 | ②葛藤主体としての自己の不認知 | ③葛藤主体としての自己の変容 |

狭義の解離症：葛藤主体を隠蔽することによって精神危急的事態を回避しようとしたものである

スライド 84

スライド84

　最後に、私のヒステリー論によれば解離症に認められる個々の病態はどのように位置づけられるのか、それを論じようと思います。

　旧来、解離型ヒステリーと呼ばれてきた解離症を分類するならば、先にも述べましたように、遁走、心因性健忘（全生活史健忘を含む）、多重人格、心因性もうろう状態（ガンゼル症候群を含む）をあげえましょう。しかし、これらの病態は決して画然と区分けされるものではなく、例えば全生活史健忘には往々遁走が先行しているなど、いくつかが複合して現れたり、あるいは、例えば後に述べますように多重人格は人格変換すなわち病前とは異なる人格の交代的出現をその本質としますが、この交代人格の成立においてはその前提として全生活史健忘があると判断されるなど、ある1つの病態の成立に他の病態の存在が前提となっていることもあり、したがってこれらの病態は個々別々のものではなく、相互に関連あるものと考えられます。以下、これらの病態の相互関連性を改めて詳述しますが、ここで肝腎なことは、各々の病態を見ていく際に、それらの表面上目につく特徴にだけ着目するのでなく（「遁走」とか「多重人格」とかの命名はそうしたものです）、それと等しく病期における状態像に判断の根拠をおくことです。

　まず遁走ですが、これは文字どおり、心的葛藤の所在する場所（家庭、学校、職場など）を逃げ去ることですが、その病期における状態像に注目すれば、それはいわゆる〈分別もうろう状態〉であり、広くもうろう状態の1種と判断されます。

　次いで心因性健忘（全生活史健忘を含む）ですが、全健忘であろうとも、あるいは部分健忘であろうとも、記憶想起不能な期間が限局的である場合は、状態像はたんに〈限局性健忘〉として問題はなく、特別な考察は要しないと思われます。議論を要するのは、自己ならびに自己の来歴の一切を忘れる、いわゆる全生活史健忘の場合です。記憶想起不能の期間の長短という観点からは、全生活史健忘とは限局性全健忘の始まりの時期が遡向して出生時にまで及んだものとも理解されるのですが、実際の状態像を見れば、こうした理解が全生活史健忘の本質を外れているのは火を見るより明らかでしょう。というのは、限局性全健忘では保たれている自己（自己同一性 self identity）の認識が全生活史健忘においては失われ、したがってその状態像はたんなる全生活史（来歴）の健忘ではなく〈自己ならびに来歴の健忘〉であって、自己同一性の認識の有無という点において両者は異なっているからです。

　次いで多重人格ですが、DSM-Ⅲ-R から DSM-Ⅳ への流れの中で多重人格性障害 Multiple Personality Disorder（MPD）という疾患名が解離性同一性障害 Dissociative Identity Disorder（DID）へと変更されたことは正当なことと思われます。それと言いますのは、多重人格性障害という用語はその言葉通りに受け取るならば人格が複数あるということになるのですが、それは現象の表層に着目した、あまりにも素人的考えであって、アプリオリにそうと断言できるものではなく、なによりもどの状態が病的であるのか（病期はいつか）、加えてその状態像は何かという点を無視しているからです。この設問に答えますに、私の理解するところ

解離症における各種病態の状態像と〈葛藤主体の隠蔽〉の諸相

病態	状態像				
心因性健忘（全生活史健忘を除く）	限局性健忘				
遁走		分別もうろう状態			
心因性もうろう状態（ガンゼル症候群を除く）		もうろう状態			
全生活史健忘			自己ならびに来歴の健忘		
ガンゼル症候群				偽幼児症	
多重人格				自己ならびに来歴の否認と創出	

葛藤そのものの事後的被包（無意識）化	①現在の意識野からの葛藤の排除	②葛藤主体としての自己の不認知	③葛藤主体としての自己の変容

狭義の解離症：葛藤主体を隠蔽することによって精神危急的事態を回避しようとしたものである

スライド 84

では病期は交代人格（副人格）が出現している時期であり、その状態像は〈自己ならびに来歴の否認と創出〉です。この、否認され創出されるものが自己ならびに来歴であるという点で、多重人格は〈自己ならびに来歴の健忘〉である全生活史健忘と共通性を有しており、健忘→否認→創出という流れで、それをより一歩進めたものと考えられます。換言するならば、多重人格は全生活史健忘を必須の基盤として初めて成立するものと考えられるのです。

最後の心因性もうろう状態（ガンゼル症候群を含む）ですが、通例のもうろう状態が心因によって一過性に生じることがありますが、この場合にはその状態像はただ〈もうろう状態〉として問題なく、議論を要しません。議論となるのはヒステリー性偽痴呆とも呼ばれるガンゼル症候群です。周知のようにこの症候群のうち最も目立つ症状は、簡単な質問に対しても、その内容が十分にわかっていると思えるのに微妙に的が外れた答えを与える的外れ応答 Vorbeireden と、言動が年齢に比して著しく子供っぽく幼稚になる小児症 Puerilismus ですが、ここにおいて小児症は当然のことながら、また的外れ応答もそれが知的発達の未だ十分でない幼児を模していると考えるならば、ガンゼル症候群とは総じて〈偽幼児症〉であると考えることができます（偽痴呆ではなく偽幼児なのです）。ここで問題となるのが〈偽幼児症〉をその状態像とするガンゼル症候群と他の病態との関連性ですが、〈偽幼児症〉においては自己同一性こそ保たれているものの、その状態像の示すところは広い意味での人格変換（人格変容）であり、この点で先の多重人格との差は紙一重というべきでしょう。逆の面から見れば、多重人格においてはその人となりが幼児的である交代人格が出現するところしばしばですが、この場合には自己同一性が保たれているか否かのみがガンゼル症候群と多重人格との境界をなしているにすぎないのです。

以上、旧来解離型ヒステリーと呼ばれてきた病態をその状態像に着目して再検討を行ってきましたが、〈葛藤主体の隠蔽〉の諸相を見ていく上では、まず広義の心因性健忘から全生活史健忘を、また広義の心因性もうろう状態からガンゼル症候群を分離独立させることが適切であると判断されます。こうして新たに得られた6種の解離症の状態像とそれらの関連性を表示したものがスライド84「解離症における各種病態の状態像と〈葛藤主体の隠蔽〉の諸相」です。このスライドでは旧来の病態名を左欄に配置し、それら各々の病態の示す状態像を右欄に示してありますが、右欄は4分割して左上から右下にかけて状態像名が並ぶようにしてあります。私がこうした4分割を行ったのは、解離症とは先にも述べましたように、苦悩の主体すなわち真の自我を別の自我へと置き換えることによって心理的葛藤を回避するものですが、葛藤主体の隠蔽の「性質」という点で違いが認められ、かつそれは「性質」の違いとしてだけでなく、ある事柄の「程度」の違いとしても理解されると考えたからです。なお、スライド84では4分割にしてありますが、限局性健忘とは〈葛藤そのものの事後的被包（無意識）化〉であり、これは葛藤主体の隠蔽というよりも葛藤素材の隠蔽であり、葛藤主体の隠蔽をもって解離症の本質とするかぎりにおいては、解離症とは呼び得ないものです。ですから正しくは、解離症は3分割されるのです。

解離症における各種病態の状態像と〈葛藤主体の隠蔽〉の諸相

病態	状態像			
心因性健忘（全生活史健忘を除く）	限局性健忘			
遁走		分別もうろう状態		
心因性もうろう状態（ガンゼル症候群を除く）		もうろう状態		
全生活史健忘			自己ならびに来歴の健忘	
ガンゼル症候群				偽幼児症
多重人格				自己ならびに来歴の否認と創出

- 葛藤そのものの事後的被包（無意識）化
- ①現在の意識野からの葛藤の排除
- ②葛藤主体としての自己の不認知
- ③葛藤主体としての自己の変容

狭義の解離症：葛藤主体を隠蔽することによって精神危急的事態を回避しようとしたものである

スライド84

さて、いま述べました葛藤主体の隠蔽の「性質」ですが、スライド 84 の最下段に示したように、これには①現在の意識野からの葛藤の排除、②葛藤主体としての自己の不認知、③葛藤主体としての自己の変容の 3 種があり、状態像（括弧内は慣用的な病態名）としては各々、①には分別もうろう状態（遁走）、およびもうろう状態（心因性もうろう状態）、②には自己ならびに来歴の健忘（全生活史健忘）、③には偽幼児症（ガンゼル症候群）、および自己ならびに来歴の否認と創出（多重人格）が対応しています。先に私は、こうした「性質」の違いはある事柄の「程度」の違いとしても理解されると述べましたが、ここにおいて「ある事柄」と述べていましたものは葛藤主体の隠蔽の巧緻化でして、それは次の 2 点に基づいてのことです。すなわち、第 1 には対応する病態の相互関連性であり、臨床経過上遁走に引き続いて全生活史健忘が起こることは頻繁ですが、その逆はないことは①から②へと、また病態上多重人格は全生活史健忘の基盤の上に成り立つことは②から③へと葛藤主体の隠蔽がより巧緻化していく方向が見て取れ、第 2 には本来の自己に対する認知という視点からの考察であり、①では意識野の狭縮こそ生じているものの、いまだ本来の自己認知が残っており、②では自己認知が失われ、③では自己認知が失われるだけでなく、認知主体そのものが他者へと切り替わっていることであり、ここにも①から②、さらには③へと葛藤主体の隠蔽が巧緻化していく方向性が読み取れるからです。つまり私は葛藤主体の隠蔽に①現在の意識野からの葛藤の排除、②葛藤主体としての自己の不認知、③葛藤主体としての自己の変容という 3 種の「性質」の違いをまずは看取したのですが、さらにはその「性質」の違いの中に①→②→③という順序で葛藤主体の隠蔽における巧緻化の「程度」が進展していくさまを見てとったのです。これはつまるところ、スライド 84 の左欄に示した病態が上から下の方向へとより複雑化していくものであることを示していることになりましょう。

以上の議論を総括しますと、解離症とは「自殺に至るまでの著しい心理的葛藤による精神危急時に際して、苦悩の主体である真の自我を別の自我に置き換える、すなわち〈葛藤主体の隠蔽〉によってそれを回避するという、自己危急反応の 1 つとしての精神危急反応」と定義され、さらに解離症に含まれる諸々の病態は〈葛藤主体の隠蔽〉の巧緻化の程度という点で一連のスペクトラムをなすものであると結論されるのです。

DSM解離性障害

【DSM-5の記載】

特徴
　解離症群（DSM-5訳語：筆者注）の特徴は、意識、記憶、同一性、情動、知覚、身体表象、運動制御、行動の正常な統合における破綻および/または不連続である。

症状の体験形式
　解離症状は以下の形で体験される。a) 主観的体験の連続性喪失を伴った、意識と行動へ意図せずに生じる侵入（すなわち、同一性の断片化、離人感、現実感消失といった"陽性の"解離症状）、および/または、b) 通常は容易であるはずの情報の利用や精神機能の制御不能（例：健忘のような"陰性の"解離症状）。

発症契機
　解離症群はしばしば心的外傷の直後に生じ、症状に対する当惑や混乱または症状を隠そうとする願望を含む症状の多くは、心的外傷とつながりのある事柄から影響を受ける。

分類
- 解離性同一症/解離性同一性障害
- 解離性健忘
- 離人感・現実感消失症/離人感・現実感消失障害
- 他の特定される解離症/他の特定される解離性障害
- 特定不能の解離症/特定不能の解離性障害

スライド 85

スライド85

　Janetによる解離の「定義」と、それに続いてKretschmerのヒステリー論と同じく原始反応の理解に始まる、精神危急反応としての私のヒステリー論、および〈葛藤主体の隠蔽〉による精神危急的事態の回避という私の解離型ヒステリーないし解離性障害論を詳しく論じました。それでは以下に、こうした私の理解を踏まえてのDSM解離性障害の診断基準の批判に入ります。

　スライド85はDSM-5の解離性障害の診断基準の記載に先立つ前文の前半（後半は各種の解離性障害の説明）の要点と分類を抜き書きしたものです。

　まず特徴として「解離症群（DSM-5訳語：筆者注）の特徴は、意識、記憶、同一性、情動、知覚、身体表象、運動制御、行動の正常な統合における破綻および／または不連続である」とあり、症状の体験形式として「解離症状は以下の形で体験される。a）主観的体験の連続性喪失を伴った、意識と行動へ意図せずに生じる侵入（すなわち、同一性の断片化、離人感、現実感消失といった"陽性の"解離症状）、および／または、b）通常は容易であるはずの情報の利用や精神機能の制御不能（例：健忘のような"陰性の"解離症状）」とあり、さらには発症契機として「解離症群はしばしば心的外傷の直後に生じ、症状に対する当惑や混乱または症状を隠そうとする願望を含む症状の多くは、心的外傷とつながりのある事柄から影響を受ける」とあります。また分類として、疾患名のみをあげましたが解離性同一症／解離性同一性障害、解離性健忘、離人感・現実感消失症／離人感・現実感消失障害、他の特定される解離症／他の特定される解離性障害、特定不能の解離症／特定不能の解離性障害の5種があげられています。

DSM解離性障害には定義がなく、特徴しかない

DSM解離性障害の特徴は症状内容から導かれた、文字通りの特徴であって定義ではない。この特徴は茫漠としたものであって、解離性障害を特定化するものではない。

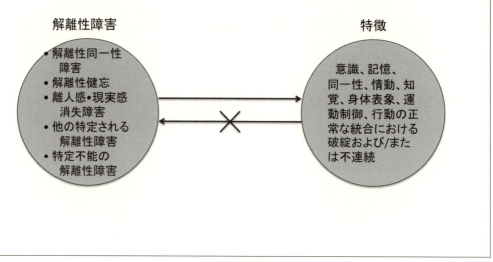

スライド 86

DSMならびに筆者における解離性障害の分類

DSM-Ⅲ	DSM-Ⅲ-R	DSM-Ⅳ～DSM-Ⅳ-TR	DSM-5	筆者
心因性健忘	心因性健忘	解離性健忘	解離性健忘	心因性健忘
心因性遁走	心因性遁走	解離性遁走		遁走
多重人格	多重人格性障害	解離性同一性障害	解離性同一性障害	心因性もうろう状態
離人症性障害	離人症性障害	離人症性障害	離人感・現実感消失障害	全生活史健忘
非定型解離性障害	特定不能の解離性障害	特定不能の解離性障害	・他の特定される解離性障害 ・特定不能の解離性障害	ガンゼル症候群
				多重人格

DSMの各々の分類を実線で区分けしてあるのは、各々がコード番号を与えられた疾患とされているからであり、筆者の分類を点線で仕切ったのは、各々は解離症（解離型ヒステリー）の症状に過ぎず、互いに連続性があるスペクトラムを成しているからである。

スライド 87

スライド86
スライド87

　いま紹介しましたDSM解離性障害の記載には3つの問題点があります。
　第1の問題点は、この大項目には「解離症群／解離性障害群 Dissociative Disorders」というタイトルが与えられ、Janet以来の解離dissociationという用語が用いられていますのに、肝腎のその定義が与えられていないことです。スライド80～84で縷々述べきたってまいりましたように、解離とは症状を形成する心的メカニズムでして、Janetは叙述という形ながらも当然のごとくその「定義」を述べておりますし、また私もその定義を与えております。しかるに、DSMはそれを欠いているのです。これは何ゆえなのでしょうか。私の推測するところ、それは「無理論的」と称して成因にはふれないというDSM作成の大原則に則っているがゆえで、解離という用語に定義を与えようとすると必ずや心的メカニズムを述べざるをえず、そうなるとそれは成因には触れないという、先の原則に抵触することになるからです。私から言えば、定義を与えてこそ初めて解離という用語の使用が許されるのですから、定義を与えない以上は解離という用語は用いるべきではないのですが、この点ですでにDSMは狗肉（犬の肉）しか売っていないのに羊の頭の絵を看板に出すという「羊頭狗肉」であると批判されても仕方がありません。
　第2の問題点は、定義を与えない代わりにでしょうか、「解離症群の特徴は、意識、記憶、同一性、情動、知覚、身体表象、運動制御、行動の正常な統合における破綻および／または不連続である」というように、特徴（DSM-5の原文表記はcharacterized、DSM-Ⅳ-TRまではessential feature）が記されていますが、この記載は解離性障害を必要十分に特徴づけているのでしょうか。この記載を見て、その昔の研修医であった頃のある記憶が蘇ってきましたが、それは精神医学教科書の症候学のさまざまな項目に統合失調症症状が記載されているのを見て、統合失調症というのはあらゆる精神機能が障害された病気なのかと思ったという記憶です。振り返ってみて今でも最良と思える諏訪望先生の教科書『最新精神医学―精神科臨床の基本―』を改めて繙いてみますと「各種精神状態の特徴」の節に18項目にわたって症候が詳述されていますが、それらのうち「思考とその障害」、「感情とその障害」、「行為とその障害」、「妄想」、「幻覚」、「自我意識障害」、「病識」の7項目に統合失調症症状が記載されているのを見てとることができます。DSMと同じやり方で「統合失調症の特徴は、思考、感情、行為、知覚、自我意識、病識の正常な統合における破綻である」と記載することも可能なのですが、こうした記載だけならば何か特定のものを表現しているとは思えません。同様にDSM解離性障害の特徴なるもの、それは茫漠としたものであって、粗記（粗雑な記載）としか言いようがありませんが、それもまたその文言だけでは何か特定のものを表現しているとは到底考えられないのです。以上の議論をまとめましたものが上段のスライド86で、DSM解離性障害の特徴は症状内容から導かれた、文字通りの特徴であって定義ではなく、またこの特徴は茫漠としたものであって、解離性障害を特定化するものではないのです。

DSM解離性障害には定義がなく、特徴しかない

DSM解離性障害の特徴は症状内容から導かれた、文字通りの特徴であって定義ではない。この特徴は茫漠としたものであって、解離性障害を特定化するものではない。

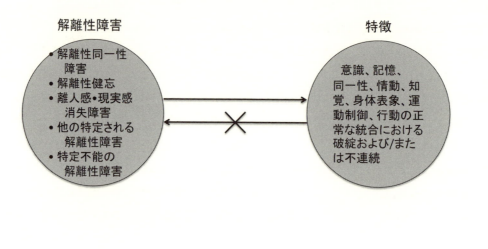

解離性障害
- 解離性同一性障害
- 解離性健忘
- 離人感・現実感消失障害
- 他の特定される解離性障害
- 特定不能の解離性障害

特徴
意識、記憶、同一性、情動、知覚、身体表象、運動制御、行動の正常な統合における破綻および/または不連続

スライド 86

DSMならびに筆者における解離性障害の分類

DSM-Ⅲ	DSM-Ⅲ-R	DSM-Ⅳ～DSM-Ⅳ-TR	DSM-5	筆者
心因性健忘	心因性健忘	解離性健忘	解離性健忘	心因性健忘
心因性遁走	心因性遁走	解離性遁走		遁走
多重人格	多重人格性障害	解離性同一性障害	解離性同一性障害	心因性もうろう状態
離人症性障害	離人症性障害	離人症性障害	離人感・現実感消失障害	全生活史健忘
非定型解離性障害	特定不能の解離性障害	特定不能の解離性障害	・他の特定される解離性障害 ・特定不能の解離性障害	ガンゼル症候群
				多重人格

DSMの各々の分類を実線で区分けしてあるのは、各々がコード番号を与えられた疾患とされているからであり、筆者の分類を点線で仕切ったのは、各々は解離症（解離型ヒステリー）の症状に過ぎず、互いに連続性があるスペクトラムを成しているからである。

スライド 87

第3の問題点はその分類でして、解離性同一症／解離性同一性障害、解離性健忘、離人感・現実感消失症／離人感・現実感消失障害、他の特定される解離症／他の特定される解離性障害、特定不能の解離症／特定不能の解離性障害の5種が挙げられていますが、後2者はいわば「その他」ですので、前3者のみが実質ということになります。下段のスライド87にDSMならびに私における解離性障害の分類を併記する形で掲げましたが、DSMにおいてはその名称こそ変わりましたがDSM-ⅢからDSM-Ⅳ-TRに至るまでは実質4種、DSM-5に至って解離性遁走は解離性同一性障害において多く、また稀には解離性健忘にも認められるということで削除され、先ほどお示ししましたように実質3種となったのです。解離性健忘の中には私の分類で言うところの心因性健忘と全生活史健忘の2種が含まれるとはいえ、なんとも貧弱な分類項目なのですが、加えて離人感・現実感消失症／離人感・現実感消失障害は〈葛藤主体の隠蔽〉をもって解離症とするという私の論からは解離性障害ではなく、ですから実質はさらに2種（解離性健忘に区別をつけると3種）へと減ってしまいます。私は先に、DSMが解離という用語を用いながらもその定義を示していないという点で「羊頭狗肉」と批判しましたが、その分類もまたなんとも貧弱なものでして、まさに売っている肉は羊肉ではなく狗肉なのです。

　一方、私の分類では先にも述べましたように心因性健忘、遁走、心因性もうろう状態、全生活史健忘、ガンゼル症候群、多重人格の6種があります。そしてここが重要なところなのですが、スライド87のDSM分類では各々の分類を実線で区分けしてそれらが別々の疾患として分類されていることを示したのですが、私の分類ではそれらの境界を実線ではなく点線で示していることです。それは何ゆえかと言いますと、スライド84の説明で述べましたように、解離症に含まれる諸々の病態は〈葛藤主体の隠蔽〉の巧緻化の程度という点で一連のスペクトラムをなすものであって、要するに疾患ではなく症状の違いにすぎないからです。ですから、私はDSM-5で解離性障害が「8. 解離症群／解離性障害群」という大項目としてあげられ、その下で各種の「疾患」が分類されるということ自体が間違いで、疾患名はただ1つ解離性障害だけであって、「7. 心的外傷およびストレス因関連障害群」の1つに数え上げれば済むだけの問題だと思います（DSM-5作成者もこのことをある程度は気付いているのでしょうか、「解離症群はしばしば心的外傷の直後に生じ、症状に対する当惑や混乱または症状を隠そうとする願望を含む症状の多くは、心的外傷とつながりのある事柄から影響を受ける。DSM-5において、解離症群は心的外傷およびストレス因関連障害群の1つには数えられていないが、これら2つの診断分類の密接な関係を反映して、直後の章に配置されている」と記しています）。ですから、具体的に診断名をあげるとするならば、例えばDSMでは「解離性同一性障害」とされるところを、私ならば「解離性障害（多重人格）」というように解離性障害という疾患名に主だった症状名を付記するだけとなるのです。

DSM解離性障害は羊頭狗肉である！

　DSM解離性障害は、Janet,P.以来の「解離 dissociation」という心的メカニズムの用語を用いながらも（羊の頭を看板に出しながら）、その実体はメカニズムはおろか定義すらもなく、ただただ茫漠とした特徴の粗記と貧弱な病態の羅列にすぎないのである（狗の肉を売る）。

スライド88

スライド 88

それでは最後に、以上の議論のまとめをスライド 88「DSM 解離性障害は羊頭狗肉である！」としてお見せします。読み上げます。「DSM 解離性障害は、Janet,P. 以来の『解離 dissociation 』という心的メカニズムの用語を用いながらも（羊の頭を看板に出しながら）、その実体はメカニズムはおろか定義すらもなく、ただただ茫漠とした特徴の粗記と貧弱な病態の羅列にすぎないのである（狗の肉を売る）」。

精神分裂性障害の診断基準についての
RDC（1978）とDSM-Ⅲ（1980）の比較

RDC

A. 疾病の活動相（現存するかしないかにかかわらず）において、以下の項目のうち、確診には少なくとも2項目、疑診には1項目が必要である。

(1) 思考伝播、思考吹入、または思考奪取
(2) 被支配（あるいは被影響）妄想、その他の奇異な妄想、または複数の妄想
(3) 身体的、誇大的、宗教的、虚無的、あるいはその他の妄想で、被害的あるいは嫉妬的内容を伴わず、少なくとも1週間持続するもの
(4) どのような型の妄想であれ、何らかの型の幻覚を伴い、1週間以上持続するもの
(5) 患者が行動したり思考したりするにつれて、それを逐一説明する幻聴、または2人以上の声が互いに会話する幻聴
(6) 患者に話しかけてくる非感情性の言語性幻覚
(7) どのような型の幻覚であれ、1日中持続するものが数日間続くか、または断続的に最低1ヵ月間続くもの
(8) 顕著な思考形式の障害についての確実な実例があり、鈍麻した、あるいは不適切な感情、どのような型であれ妄想あるいは幻覚、またはひどくまとまりのない行動のいずれかを伴う。

DSM-Ⅲ

A. 病相期に、以下のうち少なくとも1項目が存在すること。

(1) 奇異な妄想（内容が明らかに不合理で、実際に根拠がありえないもの）。例えば被支配妄想、思考伝播、思考吹入、思考奪取のようなもの
(2) 身体的、誇大的、宗教的、虚無的、あるいはその他の妄想で、被害的あるいは嫉妬的内容をもたないもの
(3) 被害的あるいは嫉妬的内容の妄想が、どのような型であれ幻覚を伴っている場合
(4) 幻聴で、ある声が患者の行動や考えを逐一説明するものや、2つ以上の声が互いに会話しているもの
(5) 何度も起こる幻聴で、その内容は気分の抑うつや高揚とはっきりした関係がなく、一、二語より多いようなもの
(6) 滅裂、著しい連合弛緩、著しい非論理的思考、あるいは極めて貧困な内容の会話が、以下のうち少なくとも1項目を伴っている場合：
 (a) 鈍麻した、平板な、あるいは不適切な感情
 (b) 妄想または幻覚
 (c) 緊張病性の、あるいは他のひどくまとまりのない行動

スライド 89

RDC

B. 患者の平常の状態に比べてはっきりと違った変化が始まってから、疾患徴候は少なくとも<u>2週間以上</u>持続している（現在に疾患徴候が基準Aを満足しなくとも、社会的引きこもり、鈍麻した、あるいは不適切な感情、軽度の思考形式の障害、あるいは異常な思考や知覚体験などの残遺症状だけでもよい）。（下線は筆者による）

DSM-Ⅲ

C. 持続期間：疾患の徴候が患者の人生の有る期間で少なくとも<u>6ヵ月以上</u>持続して存在し、現在も疾患の徴候のいくつかを示す。この6ヵ月間には上記Aの症状を示す活動期が含まれねばならないが、以下に定義する前駆期や残遺期は含むことも含まないこともある。（下線は筆者による）

前駆期：疾患の活動期に先行して明らかな機能の低下があることで、それが気分の障害あるいは「物質常用障害」によるものではなく、以下の症状のうち少なくとも2項目を示すもの。
残遺期：疾患の活動期に引き続いて、以下の症状のうち少なくとも2項目が持続するもので、気分の障害あるいは「物質常用障害」によらないもの。
(1) 社会的な孤立あるいは引きこもり
(2) 賃金労働者、学生、主婦としての役割を果たす機能の著明な障害
(3) 非常に奇妙な行動（例えば、無価値の物を収集する、公衆の面前で独り言をいう、食物を貯めこむなど）
(4) 身辺の清潔と身だしなみの著明な障害
(5) 鈍麻した、平板な、あるいは不適切な感情
(6) 脱線的な、曖昧な、凝りすぎた、迂遠な、あるいは暗喩的な会話
(7) 風変わりな奇異な観念をもつこと、または魔術的思考、例えば、迷信的であること、千里眼、テレパシー、「第六感」、「他人が私の感情を感じることができる」、支配観念、関係念慮
(8) 異常な知覚体験、例えば反復する錯覚、実際には存在しない力や人物の存在を感じること

スライド 90

4
おわりに：DSM は臨床診断基準にあらず

スライド 89
スライド 90

「DSM は精神科医をして『感じず、考えない人』に堕さしめた！」と題した総論批判、ならびに「DSM 統合失調症は鵺のごとく、DSM 大うつ病性障害はごった煮のごとく、そして DSM 解離性障害は羊頭狗肉である！」と題した各論批判において、臨床診断基準としての DSM の種々の欠陥を詳細に論じてまいりました。

発表を終えるにあたりまして最後に、DSM は何ゆえにこうまで粗悪品なのかという点について私の考えるところを述べておきますが、それは一重に DSM-Ⅲ作成委員長であった Spitzer,R.L. が研究診断と臨床診断との考え方の相違を知らなかったことに尽きるのです。そして愚かしくも DSM-Ⅲ作成委員会も、さらにはアメリカ精神医学会（APA）もがそれを知らず、Spitzer に追従したのです。

このことは、DSM-Ⅲ作成において、Spitzer 自身がその第 3 版を監修した、その名も RDC（Research Diagnostic Criteria）(1978) という研究診断基準の方法、それは症状と経過によって 25 種の診断カテゴリーを規定したものですが、それをそっくりそのまま臨床診断基準である DSM の方法へとスライドさせたことに端的に現れています。その 1 例として精神分裂性障害（当時）の診断基準を RDC（1978）と DSM-Ⅲ（1980）とで比較した表を掲げます。上段のスライド 89 は症状の比較ですが、RDC は 8 種の、DSM-Ⅲ は 6 種の症状を挙げていますが、文言に若干の違いがありますが同一ないしほぼ同一の症状を線で結びましたように、RDC の 7 種と DSM の 6 種とが対応しております。また下段のスライド 90 は経過を比較したものですが、RDC では「2 週間以上」、DSM-Ⅲ では「6 ヵ月以上」と規定されております。不思議なことに、これは後に述べることと関連する事項ですが、症状の項で研究診断基準である RDC には確診のほかに疑診を設けているのに対して臨床診断基準である DSM-Ⅲ では確診しかなく、また経過の項では RDC は「2 週間以上」と短いのに対して DSM-Ⅲ は「6 ヵ月以上」と長いのですが、これらは逆転してこそ各々の本来の考え方に近くなるはずです。いずれにしろ、症状と経過で疾患を規定しているという点では両者は同じなのです。いま述べましたことの裏付けともなりますが、DSM-Ⅲ が RDC の転用にすぎないことは、DSM-Ⅳ作成委員長であった Frances がその著書『〈正常〉を救え』(2013) の中の一節「ボブ・スピッツァーの野心」の中で語っています。曰く「スピッツァーは精神医学の研究活動の基礎を築いた（RDC のこと：筆者注）。それだけで満足した人も多かっただろうが、ボブはたゆまぬ精神の

精神分裂性障害の診断基準についての RDC（1978）とDSM-Ⅲ（1980）の比較

RDC

A. 疾病の活動相（現存するかしないかにかかわらず）において、以下の項目のうち、確診には少なくとも2項目、疑診には1項目が必要である。

(1) 思考伝播、思考吹入、または思考奪取
(2) 被支配（あるいは被影響）妄想、その他の奇異な妄想、または複数の妄想
(3) 身体的、誇大的、宗教的、虚無的、あるいはその他の妄想で、被害的あるいは嫉妬的内容を伴わず、少なくとも1週間持続するもの
(4) どのような型の妄想であれ、何らかの型の幻覚を伴い、1週間以上持続するもの
(5) 患者が行動したり思考したりするにつれて、それを逐一説明する幻聴、または2人以上の声が互いに会話する幻聴
(6) 患者に話しかけてくる非感情性の言語性幻覚
(7) どのような型の幻覚であれ、1日中持続するものが数日間続くか、または断続的に最低1ヵ月間続くもの
(8) 顕著な思考形式の障害についての確実な実例があり、鈍麻した、あるいは不適切な感情、どのような型であれ妄想あるいは幻覚、またはひどくまとまりのない行動のいずれかを伴う。

DSM-Ⅲ

A. 病相期に、以下のうち少なくとも1項目が存在すること。

(1) 奇異な妄想（内容が明らかに不合理で、実際に根拠がありえないもの）。例えば被支配妄想、思考伝播、思考吹入、思考奪取のようなもの
(2) 身体的、誇大的、宗教的、虚無的、あるいはその他の妄想で、被害的あるいは嫉妬的内容をもたないもの
(3) 被害的あるいは嫉妬的内容の妄想が、どのような型であれ幻覚を伴っている場合
(4) 幻聴で、ある声が患者の行動や考えを逐一説明するものや、2つ以上の声が互いに会話しているもの
(5) 何度も起こる幻聴で、その内容は気分の抑うつや高揚とはっきりした関係がなく、一、二語より多いようなもの
(6) 滅裂、著しい連合弛緩、著しい非論理的思考、あるいは極めて貧困な内容の会話が、以下のうち少なくとも1項目を伴っている場合：
　(a) 鈍麻した、平板な、あるいは不適切な感情
　(b) 妄想または幻覚
　(c) 緊張病性の、あるいは他のひどくまとまりのない行動

スライド 89

RDC

B. 患者の平常の状態に比べてはっきりと違った変化が始まってから、疾患徴候は少なくとも2週間以上持続している（現在に疾患徴候が基準Aを満足しなくとも、社会的引きこもり、鈍麻した、あるいは不適切な感情、軽度の思考形式の障害、あるいは異常な思考や知覚体験などの残遺症状だけでもよい）。（下線は筆者による）

DSM-Ⅲ

C. 持続期間：疾患の徴候が患者の人生の有る期間で少なくとも6ヵ月以上持続して存在し、現在も疾患の徴候のいくつかを示す。この6ヵ月間には上記Aの症状を示す活動期が含まれねばならないが、以下に定義する前駆期や残遺期は含むことも含まないこともある。（下線は筆者による）

前駆期：疾患の活動期に先行して明らかな機能の低下があることで、それが気分の障害あるいは「物質常用障害」によるものではなく、以下の症状のうち少なくとも2項目を示すもの。
残遺期：疾患の活動期に引き続いて、以下の症状のうち少なくとも2項目が持続するもので、気分の障害あるいは「物質常用障害」によらないもの。

(1) 社会的な孤立あるいは引きこもり
(2) 賃金労働者、学生、主婦としての役割を果たす機能の著明な障害
(3) 非常に奇妙な行動（例えば、無価値の物を収集する、公衆の面前で独り言をいう、食物を貯めこむなど）
(4) 身辺の清潔と身だしなみの著明な障害
(5) 鈍麻した、平板な、あるいは不適切な感情
(6) 脱線的、曖昧な、凝りすぎた、迂遠な、あるいは暗喩的な会話
(7) 風変わりな奇異な観念をもつこと、または魔術的思考、例えば、迷信的であること、千里眼、テレパシー、「第六感」、「他人が私の感情を感じることができる」、支配観念、関係念慮
(8) 異常な知覚体験、例えば反復する錯覚、実際には存在しない力や人物の存在を感じること

スライド 90

持ち主であり、ずっと大切な仕事がまだ残っているのをやがて知ることになる。基準に基づく診断法が研究でこれほど有効であるのなら、日々の臨床医療にも用いてみては？　これはとてつもなく大胆不敵な野心だったが、アメリカ精神医学会はそれを実現する理想の機会を提供した（DSM-Ⅲ作成委員長に任じられたこと：筆者注）」。

　Spitzerが研究診断と臨床診断との違いを知らないことの証左はまだありまして、それはDSM-Ⅲの緒言の中でDSM-Ⅲ開発の目標として掲げられた10種のうちに、「1) 様々な臨床場面において、治療および処置を決定するための臨床的有用性」と「9) 調査研究において対象を記述するために適していること」とが併記されていることに現れています。DSMは臨床にも研究にも使用できるというのがいわば'売り'なのですが、以下に述べますように臨床診断と研究診断はまったく違う考え方に立っているのであって、両者に兼用ということはそもそもあり得ないのです。

研究用対象選択(研究診断)と臨床診断との対比

	対象	重要性		要件	考え方
研究用対象選択 (研究診断)	多数例	対象群の 均質性	信頼性	症状・経過に ついての一定 の基準に合致	遡向的 事実認定
臨床診断	1例	当該症例の 診断の正当 性と迅速性	妥当性	予見・疑見を 含んでも疑い があれば決断	前向的 仮説設定

スライド91

スライド91

　それでは、研究診断と臨床診断とを同一のものと考え、RDCをDSMへスライドさせたことが、どうして精神科診断学史上これ以上ないというほどの粗悪品を作り出したのか。それは研究診断（診断とは臨床のための用語ですので、以後は「研究用対象選択」と呼びます）と臨床診断とではその考え方がまったくと言っていいほどに異なっているからです。それと言いますのも、研究用対象選択において求められるものは対象群の均質性であり、そのためには症状においても経過においても一定の包含基準を設けること、加えてその包含基準にはそれに従うかぎりは誰でもが等しく同質の対象群を得ることが出来るという信頼性reliabilityが要求されるのですが、他方臨床診断において求められるものは当該症例に対する診断の正当性と迅速性で、両者は原則的に相矛盾する、すなわち正当性を期そうとすると迅速性にもとり、迅速性を重視すると正当性が危うくなるのですが、そうした危険性をはらみつつも診断の当否は即、治療の有効─無効となって患者に影響を及ぼしますので、ここで要求されるのは妥当性validityなのです。具体例をあげますと、ある患者に統合失調症を疑われた場合、研究用対象選択ならば疑診の段階では研究対象に組み入れることはできず、ある一定の基準を満たして確診されるまで、症状が揃い、経過が経つのを待たねばなりません。要はそうであると肯定したものの経過を見ていく中で否定されるという偽陽性false positiveは決して許してはならないのですが、これが臨床診断となりますと、統合失調症の場合には見落としますと後に幻覚妄想状態や緊張病状態を呈し、さらには情意減弱状態に至るという手ひどいしっぺ返しをくらってしまいますから、そうではないと否定したものの経過を見ていく中でそうであったと肯定される偽陰性false negativeは決して許されず、予見や疑見を含んでも疑いがあれば、よしんば偽陽性になろうともそうと疑診して、出来るだけ早く治療を始めなければならないのです。研究用対象選択において求められるものは対象群の均質性であり、それには信頼性が要求されること、他方において臨床診断において求められるものは当該症例の診断の正当性と迅速性であり、そこで要求されるのは妥当性であることを述べ、両者は異なるものであることを示しましたが、その背景にある考え方を述べますと、研究用対象選択は症状と経過についての一定の基準、とりわけ経過の基準を必要とするという点では、先のスライド59で論じました「遡向的な事実認定」である疾患概念に拠っているのであり、臨床診断はもとより「前向的な仮説設定」ですから、その考え方において両者はそもそも対極的なのです。以上論じましたことをスライド91「研究用対象選択（研究診断）と臨床診断との対比」に示しましたが、この対比を見るだけでも、研究用対象選択基準（研究診断基準）であるRDCをそのままに臨床診断基準であるDSMにスライドさせることが、Francesの言う「大胆不敵な野心」というようなものではなく、いかに無知で無謀な試みであるかがおわかりいただけることと思います。

　以上のことを踏まえますと、本書でDSM総論批判として述べました6項目のうち、表出の無視と択一式の診断方式は対象群の均質性と評価者間一致度（信頼性）を求めてのことであり、それはDSMが研究用対象選択基準ならばこそのものと判断されます。また成因論の排除

研究用対象選択（研究診断）と臨床診断との対比

	対象	重要性		要件	考え方
研究用対象選択（研究診断）	多数例	対象群の均質性	信頼性	症状・経過についての一定の基準に合致	遡向的事実認定
臨床診断	1例	当該症例の診断の正当性と迅速性	妥当性	予見・疑見を含んでも疑いがあれば決断	前向的仮説設定

スライド91

については、そもそも成因追究もDSMに基づく研究の1つの目的であるでしょうから成因論を組み込むことはあり得なかったことなのでしょう（ただし、成因論の排除が許容されるのはせいぜいDSM-Ⅲ-Rまでであって、DSMが研究用対象選択基準でもあるのならば、それに基づく研究成果がDSM-Ⅳ以降は示されて、いささかなりとも成因論に触れられるべきと思います。DSM-Ⅲ以降33年も経って出されたDSM-5においても成因論が盛り込めないのですからDSMは研究用対象選択基準としても失敗に帰したと認めるしかないのです。有名ブランドに向こうを張って、'ブランド名はなくとも良い品を'から出発した「無印良品」が今や有名ブランドになっているのとは違って、「無理論的 atheoretical」はいつまでもそうであってはならないものであって、決してブランドになってはいけないし、なりえないのです）。また、Comorbidityの採用とNOSの採用は、本来はある特定の疾患の研究のために定型例のみを集めることを企図して作成されたRDCという研究用対象選択基準をDSMにおいては精神疾患のすべてに拡大したために生じてきた非定型例をいかに群別的に処理するかのために編み出された方法であって（RDCにはあった疑診はDSMではComorbidityとNOSで処理されたのです）、これも臨床診断の考え方とは相容れないものです。最後に残った症状学の欠如、これはこうした基準以前の問題ですが、DSMが研究用対象選択基準の要件は満たしていると言っても、「欠如」と言うしかない症状学に則っているかぎり、いくら多くの症例を集め得ても対象群は均質ではなく（その典型が疾患論的に「ごった煮」である大うつ病性障害の診断基準です）、いかなる研究も不毛に終わるのは端からわかり切っていたことなのです。以上のごとく、DSMは研究用対象選択基準ではあっても、決して臨床診断基準ではないのです。

　最後の批判を1つ、それはDSMが何ゆえに信頼性を問題にし続けているのか。それはいま述べましたようにDSMが研究用対象選択基準であるとわかってしまえば成るほどと納得がいくのですが、それが臨床診断基準と喧伝されていましたかぎりにおいて私には何ゆえなのかがまったくわかりませんでした。それというのも、臨床医である私にはこうした信頼性の概念は脳裏に浮かぶことすらない無縁のものであったからです。この書を読まれてきた皆さんも臨床医であるかぎりはそうなのではないでしょうか。患者に診断名を与える時、もし同僚がこの症例を診た場合、自分と同僚の診断は一致するだろうかと考えること、これが信頼性ですが、そういうことははたしてあるでしょうか？　決してないはずです。くい違うとしたら同僚の診断が間違っていると思うだけでしょう。傲岸不遜に聞こえるかもしれませんが、主治医として治療にあたるには、自分の与えた診断にそれぐらいの自信がなければならないのです。一方、症例経験の豊富な、医師として抜きん出ている、あのベテランの先生ならば何と診断されるだろうか、一度診てもらいたいと考えることはありますが、その場合には自分とそのベテランの先生との診断が一致するか否かという信頼性を問うているのではなく、自分の診断が正当であるか否か、その先生の診断を聞いて確認したいという思いからではないでしょうか。ここで問題にしているのは自分がその診断を与えた根拠が正当を射ているか否かという妥当性なのです。要するに、臨床医の関心は妥当性にあるのであって信頼性にはないのです。

研究用対象選択(研究診断)と臨床診断との対比

	対象	重要性		要件	考え方
研究用対象選択 (研究診断)	多数例	対象群の 均質性	信頼性	症状・経過に ついての一定 の基準に合致	遡向的 事実認定
臨床診断	1例	当該症例の 診断の正当 性と迅速性	妥当性	予見・疑見を 含んでも疑い があれば決断	前向的 仮説設定

スライド91

Spitzerのことはよく知りませんが「精神科診断学者」と言われているようです。私は精神科診断学という学問領域があるのは認めますが、それを専門に研究する「精神科診断学者」なる者は認めません。そのわけは、精神科診断学とは臨床医が日々の臨床を通して考究するものであって、それのみを専門的に行う「精神科診断学者」がいるわけはないからで、もしいたとしたら、そうした「精神科診断学者」が言うことは書斎の机上で編み出した空理空論にすぎないからです。他科にも診断基準はありますが、それは特定の疾患についての個別の診断基準であり、なおかつ症状もあるにはありますが、それらは徴候と検査所見を主としたものです。その科で取り扱う疾患のすべてを、それも症状と経過のみで分別するような診断基準がいったいぜんたい他の科にあるでしょうか。そんなことが出来るなんて、またそんなことをしてみようなんて、臨床医であるならば誰も考えもしないでしょう。ですから、Spitzerが考え出した症状と経過のみに基づくDSM-Ⅲは「精神科診断学者」の机上の空理空論であって、臨床の現場では到底使いものにならない代物なのです。SpitzerはDSM-Ⅲの作成によって、そしてAPAにおける後継者たちへのその影響によって、以後DSM-5に至るまで33年間にわたってよくもここまで世間を踊らせたものと思いますし（研究用対象選択と臨床診断の考え方の違いを知らないのですから、「欺いた」とまでは言いませんが）、また我々もそれをglobal standardとしてバイブル化して、よくぞここまで踊らされたものと思います。遅きに失した感は否めませんが、いくらなんでももうこれ以上はDSMに踊らされるのを止めるべきではないでしょうか！

本書の基となった DSM 批判 9 論文ならびに精神科診断学自説 2 著書 9 論文

1989

中安信夫：DSM-Ⅲ（-R）「奇異な妄想 bizarre delusions」についての批判的検討―記述現象学とその妄想概念．精神科治療学 4:607-613, 1989.

1991

中安信夫：DSM-Ⅲ-R に見る臨床的視点の欠落―精神医学における臨床診断のあり方に触れて．精神科治療学 6:511-520, 1991.

1994

中安信夫：臨床診断基準に求められるもの―初期診断と疑診．精神医学 36:479-488, 1994.

1997

中安信夫：臨床診断の思想―操作的診断基準に求められるものは何か．精神経誌 99:736-742, 1997.

1998

中安信夫：状態像診断．精神科治療学 13 増刊号「精神科治療技法ガイドライン」, p.9-21, 1998.

1999

中安信夫：精神科臨床診断の思想―操作的診断基準に求められるものは何か．松下正明総編集：臨床精神医学講座 第 24 巻．p.69-81, 中山書店, 東京（1999）

2002

中安信夫：うつ病の概念を考える：大うつ病（DSM-Ⅳ）概念の「罪」．精神科治療学 17:991-998, 2002.

中安信夫：さまざまな臨床場面における診療・相談記録の書き方：初診時．精神科臨床サービス 2:34-40, 2002.

2004

中安信夫：大うつ病性障害は内因性うつ病にあらず―ケースカンファランス「山本滋隆ほか：うつ病か統合失調症か？―診断が確定しなかった一例―」（精神科治療学, 18;1341-1346, 2003.）に対する討論．精神科治療学 19:916-919, 2004.

2005

中安信夫：DSM 統合失調症とは「鵺（ぬえ）のごとき存在」である―操作的診断と疾患概念の変化．Schizophrenia Frontier 6:33-37, 2005.

村上靖彦, 永田俊彦, 市橋秀夫, 中安信夫：座談 精神科臨床の考え方―危機を乗り越えるべく．メディカルレビュー社, 大阪（2005）

2006
中安信夫：大うつ病性障害と Comorbidity―批判的立場から. Focus on the Comorbidity of Depression and Anxiety Disorders（The 3rd symposium of Japan Psychiatrists Network on Depression and Anxiety）. p.21-27, アルタ出版, 東京（2006）

2007
中安信夫：精神科臨床を始める人のために―精神科臨床診断の方法. 星和書店, 東京（2007）

2009
中安信夫：「内因性うつ病」について想い起こすこと. 精神科治療学 24:55-58, 2009.
中安信夫：うつ病は増えてはいない―大うつ病性障害（DSM）とは成因を問わない抑うつ症状群である. 精神経誌 111:649-656, 2009.

2010
中安信夫：精神科臨床診断の「方式」―択一式を続けるのか、それとも記述式に戻るのか. 精神科治療学 25:55-59, 2010.

2012
中安信夫：DSMは精神科医をして「感じず、考えない人」に堕さしめた！ 精神科治療学 27:131-134, 2012.
中安信夫：うつ状態の類型診断. 精神科治療学 27 増刊号「新訂版 気分障害の治療ガイドライン」, p.19-28, 2012.

2014
中安信夫：「診立て」とは成因を考慮した病名の暫定的付与であり、それは終わりのない動的なプロセスである―山本周五郎著『赤ひげ診療譚』を取り上げて. 臨床精神医学 43:159-170, 2014.
中安信夫：精神科初診において私が診断を保留する時. 精神科治療学 29:887-898, 2014.

中安信夫（なかやす　のぶお）

1949 年　山口県宇部市に生まれる
1975 年　東京大学医学部医学科卒業、精神医学教室に入局
1984 年　群馬大学医学部神経精神医学教室・講師
1988 年　東京都精神医学総合研究所社会精神医学研究部門・副参事研究員
1991 年　東京大学大学院医学系研究科精神医学分野・准教授
2010 年　医療法人原会 原病院・顧問、現在に至る

専攻：臨床精神医学、精神病理学

著書：中安信夫『初期分裂病』（星和書店，1990）
　　　中安信夫『分裂病症候学—記述現象学的記載から神経心理学的理解へ』（星和書店，1991）
　　　中安信夫編著『対談：初期分裂病を語る』（星和書店，1991）
　　　中安信夫『初期分裂病／補稿』（星和書店，1996）
　　　中安信夫『宮崎勤精神鑑定書別冊　中安信夫鑑定人の意見』（星和書店，2001）
　　　中安信夫『増補改訂 分裂病症候学—記述現象学的記載から神経心理学的理解へ』（星和書店，2001）
　　　中安信夫編『精神科臨床のための必読100文献』（星和書店，2003）
　　　中安信夫編『稀で特異な精神症候群ないし状態像』（星和書店，2004）
　　　中安信夫，村上靖彦編『初期分裂病—分裂病の顕在発症予防をめざして（思春期青年期ケース研究10）』（岩崎学術出版社，2004）
　　　村上靖彦，永田俊彦，市橋秀夫，中安信夫『座談 精神科臨床の考え方—危機を乗り越えるべく』（メディカルレビュー社，2005）
　　　中安信夫『精神科臨床を始める人のために—精神科臨床診断の方法』（星和書店，2007）
　　　中安信夫『体験を聴く・症候を読む・病態を解く—精神症候学の方法についての覚書』（星和書店，2008）
　　　中安信夫『続 統合失調症症候学—精神症候学の復権を求めて』（星和書店，2010）
　　　針間博彦，中安信夫監訳『フィッシュ臨床精神病理学—精神医学における症状と徴候（第3版）』（星和書店，2010）
　　　中安信夫編『統合失調症とその関連病態 ベッドサイド・プラクティス』（星和書店，2012）
　　　中安信夫『統合失調症の病態心理—要説：状況意味失認-内因反応仮説—』（星和書店，2013）

反面教師としてのDSM
―精神科臨床診断の方法をめぐって―

2015年5月25日　初版第1刷発行

著　者　中安信夫
発行者　石澤雄司
発行所　株式会社 星和書店
　　　　〒168-0074　東京都杉並区上高井戸1-2-5
　　　　電話　03（3329）0031（営業部）／03（3329）0033（編集部）
　　　　FAX　03（5374）7186（営業部）／03（5374）7185（編集部）
　　　　http://www.seiwa-pb.co.jp

ⓒ 2015　星和書店　　　Printed in Japan　　　ISBN978-4-7911-0901-2

・本書に掲載する著作物の複製権・翻訳権・上映権・譲渡権・公衆送信権（送信可能化権を含む）は
　（株）星和書店が保有します。
・JCOPY〈（社）出版者著作権管理機構 委託出版物〉
　本書の無断複写は著作権法上での例外を除き禁じられています。複写される場合は，そのつど事前に
　（社）出版者著作権管理機構（電話 03-3513-6969，FAX 03-3513-6979，e-mail：info@jcopy.or.jp）
　の許諾を得てください。

精神科臨床を始める人のために
精神科臨床診断の方法

[著]
中安信夫

四六判　80頁　本体価格1,900円

精神科臨床に長年携わってきた著者が、若手医師、研修医、医学生に向けて、精神科臨床における診立ての方法、プロセスを詳細に解説。初診での基礎情報の集め方、状態像の特定法や記載例など豊富な内容が満載。

体験を聴く・症候を読む・病態を解く
精神症候学の方法についての覚書

[著]
中安信夫

四六判　208頁　本体価格2,600円

統合失調症の具体的な心的体験を取り上げ、そこから精神症候を読み取り、さらには病態心理を読み解くために著者が編み出してきた独自の精神症候学的方法を述べる。

発行：星和書店　http://www.seiwa-pb.co.jp　価格は本体（税別）です

統合失調症の病態心理
要説：状況意味失認−内因反応仮説

［著］
中安信夫

四六判　256頁　本体価格2,800円

統合失調症の諸症状を形成する病態心理は何か？この答えを追究しつづけた著者の30年に及ぶ研究成果「統合失調症の病理発生と症状形成に関する状況意味失認−内因反応仮説」の全貌を解説する。

フィッシュ臨床精神病理学
精神医学における症状と徴候
第3版

［著］
パトリシア・ケージー、ブレンダン・ケリー
［監訳］
針間博彦、中安信夫

A5判　260頁　本体価格3,800円

DSM、ICDの登場以前より精神科研修と臨床実践を牽引してきた精神病理学の古典的名著。改訂第3版の本書は多数の項目を新規追加し、フィッシュの臨床記述と精神病理学的洞察を新たな世代に示す。

発行：星和書店　http://www.seiwa-pb.co.jp　価格は本体(税別)です

初期分裂病

[著]
中安信夫

A5判　140頁　本体価格2,670円

分裂病（統合失調症）の特異的初期症状研究を重ねてきた著者が、一つの臨床単位としての「初期分裂病」を提出。初期分裂病の特異的4症状を導きだし、分裂病臨床の客観的診断基準の確立を試みる。

対談　初期分裂病を語る

[編著]
中安信夫

四六判　112頁　本体価格1,650円

分裂病の早期発見・早期治療を研究テーマとし、「初期分裂病」という臨床単位を提唱する著者が、「普段着」の装いで、さらにわかりやすく「初期分裂病」について語る。

発行：星和書店　http://www.seiwa-pb.co.jp　価格は本体（税別）です

増補改訂 分裂病症候学

記述現象学的記載から神経心理学的理解へ

［著］
中安信夫

A5判　上製函入　876頁　本体価格13,000円

完売となった旧版に大幅増補。初期分裂病論、宮﨑勤精神鑑定書をのぞく大半を収録した論文集。臨床実践をもとに分裂病症候をつまびらかにしようとする筆者の「症候学」の観点から、精神医学を問い直す。

続　統合失調症症候学

精神症候学の復権を求めて

［著］
中安信夫

A5判　上製函入　652頁　本体価格9,800円

『増補改訂 分裂病症候学』の続編。現今のマニュアル精神医学を危惧し、精神症候学の復権を求めて奮闘したこの10年の成果が一冊に！ 症候学に基づく精神科臨床の真髄！

発行：星和書店　http://www.seiwa-pb.co.jp　価格は本体（税別）です

統合失調症とその関連病態
ベッドサイド・プラクティス

［編集］
中安信夫

［著］
中安信夫　関 由賀子　神尾 聡　広沢正孝　本田秀夫
吉岡眞吾　針間博彦　船山道隆　堀 孝文（執筆順）

B5判　304頁　本体価格 6,800円

Professionalとしての精神科医が、一臨床医として、外来、病棟を問わず眼前の患者に対して何ができるか、また何をしなければいけないか？ 本書は、統合失調症とその関連病態について、症例を挙げながら、診療の局面局面で主治医として考えたこと、行ったことを具体的に記し、診療の実際を生き生きと伝えるものである。本書は、いわゆるマニュアルではなく、同一の疾患、同一の状態像といえども個々の患者ごとに異なる実際の診療に際しての参照枠を呈示した、文字通りの臨床実践の書である。

目次

第Ⅰ部　精神科臨床におけるベッドサイド・プラクティス：概説

第Ⅱ部　統合失調症に対するベッドサイド・プラクティス
　　　　概説：統合失調症の概念、経過類型、および症状／初期／急性期／慢性期

第Ⅲ部　関連病態に対するベッドサイド・プラクティス
　　　　広汎性発達障害／思春期妄想症／いわゆる「急性精神病」／
　　　　初老期・老年期の精神病

第Ⅳ部　抗精神病薬の副作用に対するベッドサイド・プラクティス

発行：星和書店　http://www.seiwa-pb.co.jp　価格は本体（税別）です